L'HÉMOSTASE PRÉVENTIVE

DANS LES

OPÉRATIONS CHIRURGICALES

Étude théorique et pratique du pincement préventif des vaisseaux combiné au morcellement suivant la méthode de M. PÉAN.

PAR

Le Docteur Léon AUDAIN

Médaille de bronze de l'Assistance publique
Ancien interne en médecine et en chirurgie des hôpitaux de Paris
Membre correspondant de la Société anatomique de Paris

PARIS
G. STEINHEIL, ÉDITEUR
2, RUE CASIMIR-DELAVIGNE, 2
1891

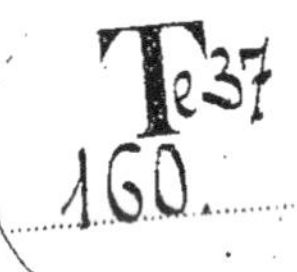

DE

L'HÉMOSTASE PRÉVENTIVE

DANS LES

OPÉRATIONS CHIRURGICALES

DU MÊME AUTEUR :

Cirrhose atrophique à marche rapide. En collaboration avec Mlle B. EDWARDS, *Tribune médicale*, 1886.

Pleurésie diaphragmatique purulente. *Société anatomique*, 1887.

Abcès tuberculeux prostato-périnéal. *Société anatomique*, février 1888.

Gomme syphilitique du cuir chevelu et nécrose du pariétal avec abcès ostéo-méningitique dans la 44e année de la syphilis. *Archives de dermatologie et de syphiligraphie*, novembre 1888, en collab. avec le Dr HUGUET.

Filariose et chylurie. *Bulletin de l'Académie de médecine*, 1888, communication de M. LANCEREAUX.

Abcès sous-capsulaire du rein dans un cas de cystite calculeuse terminé par urétéro-pyélo-néphrite ascendante. *Soc. anat.*, 22 janvier 1889.

De la luxation sous-glénoïdienne. *Gaz. méd. de Paris*, janvier 1889.

Abcès tuberculeux prostato-périnéal. *Soc. anat.*, février 1889.

Luxation sous-épineuse droite datant d'un mois sans fracture de l'humérus. Réduction par le procédé de Hemequin. *Tribune médicale*, juillet 1889.

Instruments de chirurgie ; leurs rapports avec les grandes découvertes chirurgicales du XIXe siècle. *Polytechnique médicale*, août et septembre 1889.

Leçon d'ouverture de la clinique ophtalmologique de l'Hôtel-Dieu. Professeur PANAS, fin novembre 1889.

Du cancer du rectum au point de vue des interventions chirurgicales. *Tribune médicale*, décembre 1889 et janvier 1890.

Des traumatismes de l'œil. Leçon clinique du professeur PANAS, février 1890.

Traitement des suppurations pelviennes qui ont pour point de départ l'utérus et ses annexes (trompes, ovaires, ligaments larges), en collabotion avec M. PÉAN. *Bulletin médical*, juillet 1890.

Bains de mer. En collaboration avec M. de SAINT-GERMAIN, interne des hôpitaux. *Tribune médicale*, octobre et novembre 1890.

Publications sur les injections de la lymphe de Koch, dans le service de M. PÉAN. *Bulletin médical*, *Gazette des hôpitaux*, et *Gaz. méd. de Paris*, en novembre, décembre 1890 et janvier 1891.

Du sarcome de la choroïde. Clinique ophtalmologique de l'Hôtel-Dieu, prof. PANAS, *Bulletin médical*, 1er no de janvier 1891.

Des rétrécissements de la valvule iléo-cæcale. Méthode de M. PÉAN, *Bulletin médical*, 1er no de janvier 1891.

Des rapports entre le volume du fœtus et le développement du squelette et des organes viscéraux. Service de M. MAYGRIER.

Des lésions du foie chez une éclamptique. Service de M. MAYGRIER, en collaboration avec M. PAPILLON, interne des hôpitaux.

IMPRIMERIE LEMALE ET Cie, HAVRE

DE

L'HÉMOSTASE PRÉVENTIVE

DANS LES

OPÉRATIONS CHIRURGICALES

Étude théorique et pratique du pincement préventif des vaisseaux combiné au morcellement suivant la méthode de M. PÉAN.

PAR

Le Docteur Léon AUDAIN

Médaille de bronze de l'Assistance publique
Ancien interne en médecine et en chirurgie des hôpitaux de Paris
Membre correspondant de la Société anatomique de Paris

PARIS

G. STEINHEIL, ÉDITEUR

2, RUE CASIMIR-DELAVIGNE, 2

1891

Avant de quitter la Faculté de médecine de Paris et les hôpitaux où nous avons passé dix années de notre existence (1881-1891), il nous est doux de payer à nos maîtres le tribut de notre reconnaissance.

L'affection et la sympathie qu'ils nous ont toujours témoignées ont gravé dans notre esprit et notre cœur des impressions que le temps, malgré sa puissance, n'effacera jamais.

M. le Dr E. Brissaud, alors chef de clinique de M. le professeur Jaccoud, chez qui nous avons débuté comme bénévole, aujourd'hui médecin des hôpitaux de Paris et professeur agrégé de la Faculté, a été notre premier maître. Il était depuis longtemps notre ami.

MM. Berger (hôpital de la Charité), Th. Anger (hôpital Cochin) et Benjamin Anger (Lariboisière) ont fait germer en nous le goût de la chirurgie.

Plus tard, comme externe des hôpitaux, nous avons passé dans les services de MM. les Drs E. Labbé (Maison municipale de santé) et Féréol (hôpital de la Charité) deux années pendant lesquelles nous avons appris à priser les bons cliniciens.

M. le Dr Gombault (hospice d'Ivry) dont nous avons été l'interne provisoire, en même temps qu'il nous enseignait avec sa haute compétence l'anatomie pathologique, nous apprenait avec soin les maladies des vieillards.

Nommé interne des hôpitaux en janvier 1888, nous avons eu pour premier chef, M. le Dr Mauriac (hôpital du Midi), où nous avons pu tout à loisir étudier dans leurs détails les maladies vénériennes.

M. le Dr Polaillon, chirurgien de l'hôpital de la Pitié, a été pour nous un maître aussi éclairé que bienveillant.

Pendant l'année 1889-90, nous avons été interne à l'Hôtel-Dieu, dans le service de M. le professeur Panas, qui nous fait l'honneur de présider notre thèse. Il nous a enseigné l'ophtalmologie avec une autorité incontestable. Nous suivrons toujours les principes de saine clinique opératoire qu'il nous a inculqués. Nous avons été heureux de pouvoir profiter de sa grande expérience.

En 1890-91, nous avons été l'interne de M. Péan. C'est lui qui nous a inspiré ce travail ; c'est à lui que nous devons presque toutes les observations qui y figurent.

L'illustre maître dont la sûreté de diagnostic et le talent opératoire nous ont émerveillé a droit à notre profonde reconnaissance. Les nombreuses opérations qu'il nous a autorisé à faire dans son service, nous ont familiarisé avec la pratique chirurgicale. Nous l'en remercions vivement.

Tous nos efforts tendront à représenter dignement à l'étranger l'école du maître.

Enfin, une partie de notre quatrième année s'est écoulée dans le service de M. le Dr Maygrier, accoucheur des hôpitaux, professeur agrégé de la Faculté. Il nous y a laissé une initiative considérable dont nous lui savons le plus grand gré.

Il nous reste à remercier M. le professeur Guyon, MM. Léon Labbé, de Saint-Germain, Prengrueber, Jalaguier, Nélaton, Brun, Tuffier, Walther, chirurgiens des hôpitaux ; MM. Gilbert, Marie, Ballet, Hallopeau, médecins des hôpitaux, pour l'intérêt qu'ils nous ont porté pendant le cours de nos études.

Que MM. Trognon et Daude-Lagrave, externes des hôpitaux et notre ami Dauriac, interne provisoire des hôpitaux, reçoivent nos remerciements pour le gracieux concours qu'ils nous ont prêté.

DE

L'HÉMOSTASE PRÉVENTIVE

DANS LES

OPÉRATIONS CHIRURGICALES

INTRODUCTION

Notre thèse comprend quatre chapitres. Dans le premier, nous décrivons les différents procédés d'hémostase préventive employés jusqu'à nos jours ; dans le second, nous exposons leurs avantages et leurs inconvénients, en insistant plus particulièrement sur le *pincement préventif*, qui tient dans notre travail la place prépondérante.

Le chapitre IV est l'application du pincement préventif. Les exemples qu'on y trouve justifient notre essai de classification des *modes* de pincement préventif. Nous eussions pu les multiplier et élargir considérablement le cadre de notre travail. Nous avons préféré nous limiter et ne choisir que les opérations pour ainsi dire caractéristiques de chacun des modes de ce pincement.

Entre l'étude critique des divers procédés d'hémostase préventive et la partie pratique de notre travail, nous avons intercalé la description schématique d'un procédé dont nous parlerons souvent à propos des opérations, le *morcellement*. Pincement préventif et morcellement, ces deux méthodes que nous avons vu employer d'une façon si magistrale, par notre savant maître, M. le Dr Péan, sont en effet inséparables l'une de l'autre.

L'ablation des tumeurs par morcellement a été exposée par lui dans ses « Leçons cliniques de l'hôpital Saint-Louis » et dans le traité du « morcellement ».

Plusieurs de ses élèves ont fait connaître dans des thèses brillantes ou des mémoires originaux cette pratique du maître dans un grand nombre d'opérations, nous n'y reviendrons pas. Mais obligé de parler sans cesse et pour ainsi dire sans nous en apercevoir, du morcellement, nous nous sommes cru autorisé à rappeler en quelques pages à nos lecteurs une méthode avec laquelle ils sont peut-être moins familiarisés que nous.

La classification que nous proposons est comme toute classification, arbitraire. Elle a néanmoins sa raison d'être, car elle répond à une réalité; elle a son utilité, car ce n'est que par l'analyse qu'on arrive à la connaissance scientifique. Le chirurgien habitué au pincement préventif peut dédaigner cette analyse et applique pour ainsi dire *instinctivement* la synthèse du procédé. Ce n'est pas pour lui que nous avons écrit notre travail. Nous nous adressons à ceux qui l'ignorent et nous devons pour cette raison le rendre par l'analyse aussi simple que possible.

Notre thèse ayant pour titre « De l'hémostase préventive dans les opérations chirurgicales », nous nous bornerons strictement à notre sujet. Aussi n'y verra-t-on figurer aucun de ces procédés *d'exérèse non sanglante* tels que l'écrasement linéaire de Chassaignac, la ligature extemporanée de Maisonneuve, la section par pression lente, les ablations par le thermo ou le galvano-cautère, les destructions organiques par agents chimiques, etc.

Il existe entre ces procédés qui au point de vue de l'épargne sanguine ont joué un beau rôle et l'hémostase préventive une nuance que nous respectons. Ils permettent d'éviter souvent les hémorrhagies, mais ils ne les *préviennent* pas. La meilleure preuve en est que ces procédés opératoires sont parfois insuffisants comme moyen hémostatique, témoin les hémorrhagies si redoutables que nous avons tous vues se produire dans l'ablation de la langue par exemple avec l'anse galvanocaustique.

CHAPITRE PREMIER

Des différents procédés d'hémostase préventive.

L'hémostase préventive dont le but est de *prévenir* l'hémorrhagie opératoire a depuis longtemps préoccupé les chirurgiens. Leurs efforts pour assurer l'hémostase préventive ont doté la chirurgie d'un nombre assez grand d'instruments, dont les uns sont encore employés de nos jours, tandis que les autres sont depuis plus ou moins longtemps tombés en désuétude.

Tant de recherches patientes, tant de dépenses d'imagination n'ont donné que des résultats en somme peu satisfaisants. La cause de cet insuccès est facile à saisir : les instruments construits au point de vue de l'hémostase préventive n'avaient que des indications restreintes, quelques-uns même ne pouvaient être appliqués que dans une seule opération. Sans être le moins du monde prophète, on eût pu pour cette raison leur prédire une existence éphémère.

L'hémostase préventive considérée comme *méthode générale* est de date toute récente.

Au point de vue historique, l'hémostase préventive a traversé trois phases ou périodes bien distinctes les unes des autres.

La première, qu'on peut appeler l'*ère des compresseurs* est de beaucoup la plus longue. Elle s'étend du siège de Besançon (1674), où Morel inventa le garrot, au milieu du XIXe siècle. Elle a été illustrée par Jean-Louis Petit et Dupuytren. Bien que les compresseurs aient été employés même postérieurement à cette date, nous croyons pouvoir néanmoins arrêter l'ère de la compression à l'année 1850 environ.

A partir de ce moment, en effet, les chirurgiens ont recours à des procédés d'exérèse non sanglante, qui les ont dispensés d'employer un procédé dont ils avaient fort bien reconnu les inconvénients (Maisonneuve, Chassaignac).

La 2e période est féconde en inventions. C'est une période de tâtonnements et de transition. Les chirurgiens s'efforcent de trouver, pour *une opération donnée*, l'instrument qui réalise le mieux l'hémostase préventive. Elle s'étend de 1850 à 1880 environ.

La 3e période que nous désignerons sous le nom de période du *pincement préventif* empiète sur la seconde. Elle remonte environ à l'année 1868. Depuis cette époque, grâce aux efforts de son créateur, M. Péan, le pincement préventif qui est une méthode générale d'hémostase préventive tend de plus en plus à se vulgariser. Il ne tardera pas à atteindre son apogée et se substituera peu à peu aux autres procédés que nous allons étudier.

I. — HÉMOSTASIE PRÉVENTIVE AU MOYEN DE COMPRESSEURS

Période des compresseurs.

Le compresseur le plus ancien et en même temps le plus simple est certainement le garrot. Il servait non seulement à guérir les anévrysmes des membres, mais encore à interrompre le cours du sang dans l'artère et à prévenir l'hémorrhagie pendant les amputations. Le garrot fut imaginé en 1674 par Morel.

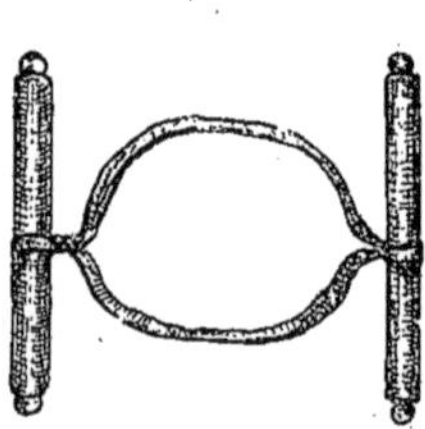

FIG. 1. — Le garrot.

Nous en trouvons la figure et la description dans le livre de Dionis (1) : « On

(1) DIONIS. *Cours d'opérations de chirurgie*, 6e édition, 1765.

a donné le nom de garrot ou tourniquet à cette espèce de ligature D, parce que en tournant deux petits bâtons E,E, passés entre le bras et une lisière faite d'un tissu de fil, on le serre autant qu'on veut; c'est de cette manière que les voituriers serrent avec un bâton les cordes qui tiennent les ballots sur leur charrette. On le passe sur une bande circulaire afin de faire moins de douleurs et de meurtrissure à la peau. Quand on l'a tourné suffisamment on le fait tenir par un serviteur qui le peut serrer ou lâcher selon la volonté de l'opérateur ». Outre la bande circulaire dont nous parle Dionis, on appliquait « également au-dessus du lien une petite corne d'écaille ou de corne un peu convexe et sur le trajet même de l'artère on avait soin de placer une compresse pliée en quatre ».

Ce modèle primitif fut successivement modifié par Nück, Verdüc, Lavauguyon. Il se compose d'une pelote de pression munie de 2 anneaux sur sa surface libre, d'un lien circulaire passant dans ces anneaux et faisant le tour du membre; d'une plaque de corne placée sur le point diamétralement opposé à celui qu'occupe la pelote et d'un petit bâtonnet solide.

Le lien est tendu par le bâtonnet sur lequel on l'a noué, la peau étant protégée par la plaque de corne; chaque tour de torsion augmente comme on le comprend la pression de la pelote sur l'artère.

Ces instruments, dans leur simplicité, ont rendu bien des services, il suffit de se rappeler qu'autrefois les opérateurs étaient obligés de se servir des mains d'un serviteur ; ils en choisissaient un, nous dit Dionis, dont les mains fussent fortes et robustes ; ils lui faisaient empoigner le bras, les deux pouces en dessus et les huit doigts par-dessous, dont les extrémités comprimaient le corps de l'artère de toute sa longueur et, se fiant à ce serviteur, ils ouvraient la tumeur, ou amputaient le membre. Cette manière est la plus simple, mais elle n'est pas la plus sûre, car les mains se peuvent lasser par une longue compression et par la durée de l'opération et, avant qu'on en eût substitué une autre à sa place, le malade pourrait perdre beaucoup de sang et l'opération serait troublée.

Le tourniquet de J.-L. Petit est déjà un peu plus compliqué. Il a été pendant très longtemps employé et la plupart des compresseurs que nous décrirons ou signalerons ont été construits d'après ce modèle.

Il est formé, comme on peut s'en rendre compte par l'examen de la figure 2, de 2 plaques de bois horizontales, qui peuvent être écartées l'une de l'autre au moyen d'une longue vis. L'écrou sur lequel elle progresse est disposé par rapport aux deux

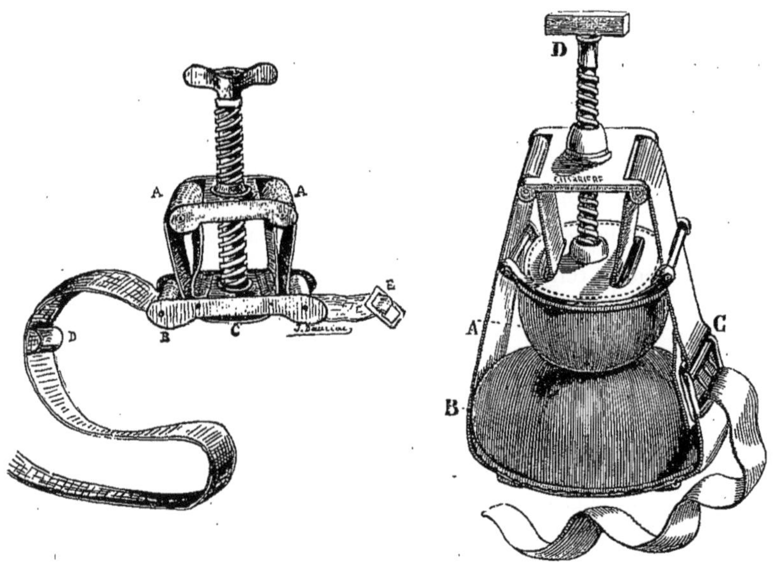

FIG. 2. — Tourniquet de J.-L. Petit. FIG. 3. — Le même modifié par Larrey.

plaques à la manière de la branche transversale d'un H majuscule couché. Les 2 plaques se continuent à droite et à gauche par deux montants, dont les extrémités sont unies chacune à chacune par deux pièces de bois arrondies. Deux pelotes, l'une assujettie à la pièce de bois inférieure, l'autre mobile ; une bande de toile armée à l'une de ses extrémités d'une boucle complètent la description de l'appareil.

Pour s'en servir, on plaçait la bande sur la pelote fixe et on en passait les 2 bouts de dedans en dehors au-dessus des petites pièces de jonction A, A, puis de dedans en dehors au-dessous des 2 pièces B, B. Ceci étant fait, on appliquait sur le trajet de l'artère la pelote de pression C et au point diamétralement opposé, on disposait la pelote mobile D dite de contre-pression.

On fixait la bande au moyen de la boucle E. Il est facile de comprendre qu'en éloignant au moyen de la vis la plaque inférieure de la supérieure, on exerce une traction sur les extrémités de la bande qui se traduit par une pression non seulement de l'artère, mais encore de toute la circonférence du membre.

Les modifications les plus importantes qui aient été faites à cet appareil ont consisté à relier la pelote fixe à la pelote mobile au moyen d'une tige métallique pour en éviter le déplacement.

Tel par exemple le compresseur de Dupuytren qui a joui pendant longtemps d'une vogue bien méritée, nous en empruntons la description au Compendium de chirurgie de 1851.

« Le compresseur de Dupuytren présente à peu près les 2/3 d'un cercle. Il est formé d'une lame d'acier large de deux doigts, épaisse de 3 à 4 millim. et courbée sur son plat. A l'une des extrémités et du côté de la face concave est fixée la pelote, qui doit prendre le point d'appui.

Elle est large d'environ 3 doigts, longue de 4 et concave pour s'adapter à la convexité des membres. L'autre extrémité est traversée par la vis et donne naissance aux deux tiges de fer qui supportent et qui dirigent la pelote mobile destinée à comprimer le vaisseau. Cette pelote est allongée et presque cylindrique. Elle est ainsi que la première, montée sur une lame de cuivre, comme le sont celles du tourniquet de Petit.

On peut, à l'aide d'un mécanisme très simple, augmenter ou diminuer la longueur et la courbure de l'instrument. Au lieu d'être faite d'une seule pièce, la lame d'acier qui en forme la base se sépare vers son milieu en 2 moitiés dont les extrémités s'engagent en sens inverse dans un coulant où on les fait chevaucher plus ou moins l'une sur l'autre, selon que l'on veut obtenir une pression plus ou moins considérable. Une vis à pression qui surmonte le coulant a pour usage de fixer ces deux pièces dans la position où on les a placées.

Enfin, tout près de chacune des extrémités, la lame est encore brisée par une charnière au moyen de laquelle chaque pelote peut prendre et garder tous les degrés d'inclinaison nécessaires.

Un ressort placé sur la convexité derrière la charnière est disposé de telle sorte que, permettant sans difficulté tous les mouvements de flexion par lesquels les pelotes tendent à se rapprocher du centre, il s'oppose, en arc-boutant une de ses extrémités dans des engrenures placées du même côté, à tous ceux par lesquels la courbure tend à se redresser.

L'application du compresseur est facile et se fait d'après les mêmes règles que celles du tourniquet de Petit, c'est-à-dire que la pelote mobile étant rapprochée de la lame d'acier, on s'assure de la position de l'artère sur laquelle on applique cette pelote en même temps qu'on embrasse le membre avec l'instrument dont on place la pelote fixe du côté opposé. Puis, les parties et le compresseur étant maintenus dans la plus parfaite immobilité, on tourne la vis et on comprime. »

Le compresseur de Larrey, dont nous donnons ici la figure, a été construit suivant les mêmes principes que celui de J.-L. Petit. Inutile d'y insister.

Le compresseur de Marcellin Duval ne diffère des précédents que par le mécanisme au moyen duquel s'obtient la pression. Les deux arcs métalliques offrent chacun une extrémité plate et courbée ; l'autre arrondie se contourne en une spirale formée de 4 cercles juxtaposés. Le sens d'enroulement de la spirale est inverse pour l'une et l'autre lame, et les deux spirales n'ont pas le même diamètre. Elles sont construites de telle façon que le diamètre extérieur de la petite correspond exactement au diamètre intérieur de la grande ; elles se terminent par une tige verticale de 4 centimètres environ munie d'un écrou dans lequel s'engage une vis. Faisant manœuvrer la vis de droite à gauche ou de gauche à droite, on desserre ou on resserre les tours de la spirale, d'où traction sur les lames et pression plus ou moins forte sur les pelotes qui y sont fixées.

Donnons comme autre type de compresseur le compresseur

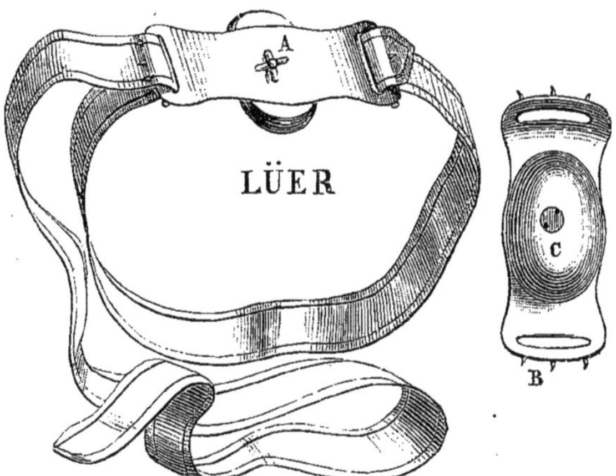

FIG. 4. — Compresseur élastique de Lüer.

élastique imaginé par Lüer. Il se compose d'une pelote de compression, d'une plaque d'acier flexible et de forme allongée et d'un ruban. La pelote de compression peut être fixée à la plaque d'acier au moyen d'un bouton.

L'appareil étant disposé autour du membre, on fait passer le ruban dans des mortaises pratiquées aux deux extrémités de la plaque et après une traction suffisante pour produire l'hémostase on le fixe à des ardillons disposés ad hoc.

Les compresseurs décrits plus haut étaient particulièrement destinés aux membres. Au pli de l'aine et dans l'aisselle, ils étaient d'une application absolument défectueuse. Pancoast et Esmarch pour remédier à leur insuffisance ont imaginé chacun un modèle de compresseur *aortique*. Le compresseur d'Esmarch, que ce chirurgien employait concurremment avec sa bande dans les désarticulations de la hanche, se compose d'une vaste pelote dorsale

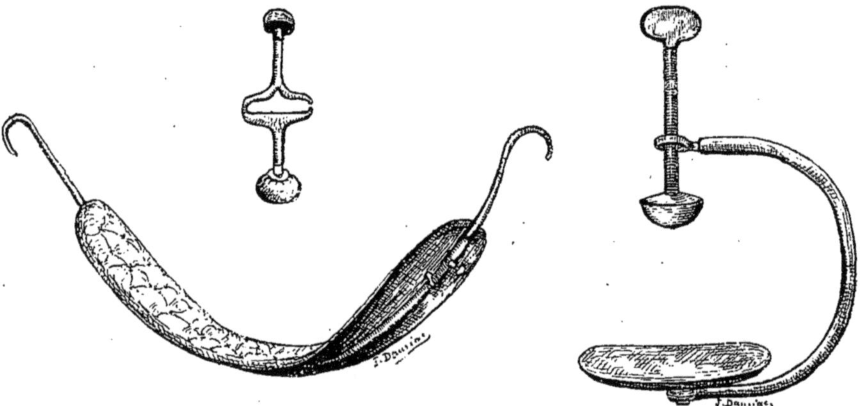

Fig. 5. — Compresseur d'Esmarch.

Fig. 6. — Compresseur de Pancoast.

à concavité antérieure supportant latéralement deux crochets, et d'une pièce antérieure dont les deux extrémités portent chacune une pelote.

La tige qui les réunit affecte une forme plus ou moins annulaire vers sa partie moyenne où elle présente une large ouverture.

La compression s'exerce de la manière suivante : les deux pièces (antérieure et postérieure) étant en bonne position, c'est-à-dire au-devant de l'aorte, on fixe à l'un des crochets de la pièce postérieure une bande élastique que l'on fait passer dans l'ouverture de l'anneau et après avoir fait un circulaire sur celui-ci, on passe la bande sur l'autre crochet. On revient ensuite à l'anneau, puis à l'autre crochet, ainsi de suite. Ces tractions alternatives attirent fortement en arrière la pièce antérieure et exercent par suite une pression plus ou moins forte sur l'aorte.

Le compresseur de Pancoast se compose d'une pièce dorsale pouvant s'appliquer exactement sur la région lombaire et d'une pelote de compression fixée à l'extrémité d'une longue vis, destinée à être placée sur la paroi abdominale.

Ces deux pièces sont reliées entre elles par un arc métallique dont la concavité s'applique sur la paroi latérale de l'abdomen.

Nous avons tenu à signaler ces deux compresseurs aortiques, dont il sera question lorsque nous ferons l'étude critique de la bande d'Esmarch.

Il est inutile d'insister plus longtemps sur les compresseurs ; nous renvoyons pour leur description à l'article Compression du *Dict. encyclop. des sciences médicales* où la question est traitée dans tous ses détails.

Le nombre même des compresseurs qui y sont décrits est une preuve que les chirurgiens n'avaient qu'une confiance limitée dans l'emploi des compresseurs anciens en vue de l'hémostase préventive.

II. — 2e PÉRIODE OU PÉRIODE DE TRANSITION

L'usage des compresseurs étant limité aux membres, les chirurgiens dans cette seconde période imaginèrent une foule de procédés ou d'instruments nouveaux pour assurer l'hémostase préventive, lorsque l'opération porte sur le tronc ou la tête. Ces procédés comme les compresseurs, construits dans un but spécial, ne pouvaient servir que dans des cas bien déterminés. Nous allons les passer en revue en suivant autant que possible un ordre chronologique.

Hémostase préventive dans les opérations portant sur les paupières. — Vers l'année 1850, Desmarres père, qui s'est acquis en ophtalmologie une réputation si considérable, fit construire par Charrière un instrument très ingénieux qui avait pour but d'empêcher le sang de gêner l'opérateur pendant l'ablation des kystes palpébraux.

Cet instrument désigné depuis lors sous le nom de pince fenêtrée de Desmarres est encore de nos jours couramment employé dans la pratique ophtalmologique. Nous en trouvons la description dans le Traité des maladies des yeux de Desmarres père (2e édition 1854) : « Cet instrument est une pince ordinaire dont

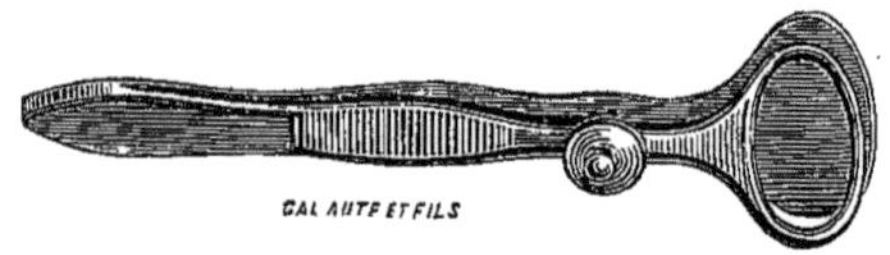

Fig. 7. — Pince de Desmarres.

les mors sont remplacés par une plaque et par un anneau qu'une vis de rappel rapproche de manière à exercer une compression convenable sur la paupière malade qu'on engage entre eux. Lorsqu'il est convenablement appliqué il ne s'écoule pas une goutte de sang et la dissection est aussi facile que sur le cadavre. Ce compresseur s'applique avec la plus grande facilité. On engage sous la paupière malade la branche postérieure (la plaque tout entière) ou seulement l'une de ses extrémités lorsque la tumeur est de petit volume et rapprochée du bord, libre en prenant soin de tendre convenablement la peau ; puis on frappe du bout du doigt la vis de rappel et on la serre dans le but d'exercer autour de la tumeur une compression suffisante pour empêcher le sang d'arriver jusqu'aux parties qui doivent être divisées. Cette pince-anneau a véritablement fait fortune parmi les chirurgiens et je ne connais personne, en France du moins, qui ne l'ait appliquée ».

Une modification sans importance et peu heureuse a été faite à la pince-anneau par Ansiaux; Desmarres la critique spirituellement en disant ·

« A coup sûr si M. Ansiaux avait imaginé sa pince elle n'aurait pas tardé à être modifiée et alors, où je me trompe beaucoup, on aurait probablement fait la mienne. »

L'instrument de Desmarres que nous avons tenu à décrire longuement est parfait au point de vue de l'hémostase préventive pour les opérations que l'on pratique sur les paupières.

Hémostase préventive par acupressure. — En 1859, un chirurgien d'Edimbourg, Simpson (1), imagina un procédé d'hémostase par pression des troncs vasculaires à l'aide d'une aiguille. Il lui donna le nom d'acupressure. Le manuel opératoire est très simple. Une aiguille longue de 5 à 6 centimètres, tantôt munie d'une tête, tantôt pourvue d'un chás, est introduite de la peau vers les parties profondes, puis de celles-ci vers un des points opposés de la peau de façon que cheminant à travers les tissus, elle passe juste au-devant de l'artère et la comprime. Ce procédé a été appliqué dans nombre d'opérations et a donné des résultats satisfaisants. Simpson, en l'imaginant, rêvait la suppression des ligatures auxquelles il trouvait de nombreux inconvénients. L'acupressure a été surtout employée pour arrêter *définitivement* les hémorrhagies artérielles accidentelles ou chirurgicales.

(1) SIMPSON. *Mém. à la Soc. roy. d'Edimburg*, décembre 1859. On acup.
— *Edinburg med. Journal*, janvier, 1860, 645, p. 1.
— On acupressure in amputations. *Med. Times and Gaz.*, Feb., 1860, 137. On the arrestment of surgical hemorrhage by acup. *Dublin Hospital Gazette*, p. 7, 1860.
FOUCHER. *Bull. de l'Acad. de méd.*, 1860, vol. XXV, p. 1085.
ERICHSEN. *Science and art. of Surgery*, 3e édit.
HAMILTON. *Edinb. med. Journ.*, janvier 1864.
SPENCER WELLS. *Med. Times and Gazette*, 1861.
SIMPSON. *Med. Times and Gazette*, janvier 1864.

Aussi n'en aurions-nous pas parlé si Simpson, d'après l'article de Giraldès (*Dict. de méd. et de chir. pratiques,* p. 394, art. Acupressure), enthousiasmé de sa découverte n'avait pas entrevu la possibilité de l'employer comme moyen d'hémostase préventive. Nous avons parcouru le travail de Simpson et nous devons avouer que nulle part nous n'avons découvert cette idée. Quoi qu'il en soit, l'acupressure ne semble pas avoir été mise en pratique comme moyen d'hémostase préventive. Il n'est pourtant pas dit qu'elle ne puisse entre les mains d'un chirurgien habile et exercé donner au point de vue préventif de bons résultats. Elle offre cependant, à notre avis, moins de garantie que la ligature préventive ou même la compression suivant les procédés anciens.

Hémostase préventive par ligature des troncs artériels. — La ligature des troncs vasculaires est employée depuis fort longtemps comme procédé d'hémostase préventive. Il est impossible, faute de documents, de savoir à qui il faut en attribuer l'idée. Les faits précis de ligature préventive remontent à l'année 1715, où Ledran, avant de pratiquer une désarticulation scapulo-humérale, passa à travers le bras, au niveau du creux axillaire une longue et forte aiguille munie d'un fil ciré ; l'anse formée par ce fil comprimait non seulement les vaisseaux (artères et veines), mais encore les troncs nerveux, les muscles et la peau. Cette pratique fut plus tard suivie par Garengeot.

a) LIGATURE EN MASSE. — Ce procédé de ligature *médiate* ou en masse n'a pas prévalu, elle a été néanmoins tirée de l'oubli dans ces dernières années et préconisée principalement dans la pratique gynécologique.

Voici, en effet, tel que le décrit M. S. Pozzi dans son traité de gynécologie (1890), p. 121, le procédé imaginé par Schrœder (1),

(1) SCHROEDER. *Zeitschrift für Geburtshülfe und Frauenkrankheiten,* VI, p. 289.

et A. Martin (1), pour prévenir l'hémorrhagie dans l'incision bilatérale complète du museau de tanche.

Ligature de l'artère utérine avant l'incision bilatérale complète du museau de tanche. — « Il s'agit là d'une véritable opération que l'on ne doit pas entreprendre si l'on n'a déjà une assez grande habitude de la chirurgie utérine. Il est nécessaire de procéder d'abord à la ligature préliminaire des artères utérines. La malade étant endormie en position dorso-sacrée, la fourchette est abaissée avec une valve courte et le vagin fortement attiré d'un côté avec un rétracteur, tandis qu'une pince érigne attire le col du côté opposé. On rend ainsi très accessible un des culs-de-sac latéraux. On explore avec l'index pour sentir les battements de l'artère utérine. On prend alors une grosse aiguille fortement courbée (ou mieux une aiguille de Deschamps) munie d'un fil de soie et on pique le cul-de-sac à un travers de doigt en dehors du col et en ayant soin de ne pas dépasser en avant le niveau d'une ligne transversale qui serait tangente au col antérieurement, pour éviter l'uretère. On doit saisir avec l'aiguille la plus grande épaisseur possible de tissus, puis on la fait ressortir en arrière dans le vagin le plus près possible de son point d'entrée et toujours à la même distance du col. En rapprochant ainsi l'orifice d'entrée et de sortie de l'aiguille on a pour but de comprendre moins de muqueuse vaginale dans l'anse du fil.

Celle-ci est ensuite fortement liée ; on procède de même du côté opposé.

J'ai eu occasion de faire cette ligature préliminaire des artères utérines et je puis assurer qu'elle est très efficace. Je crois pourtant que ce n'est pas le tronc même de l'artère utérine qu'on lie

(1) A. Martin. *Patholog. u. therap. des Frauenkrankh.*, 2e édition, 1887, p. 26.

ainsi, mais bien ses branches inférieures ; quoi qu'il en soit, le résultat chirurgical est excellent.

On peut alors sans crainte d'hémorrhagie prendre le bistouri..... Il est inutile de laisser ensuite indéfiniment en place la ligature des artères utérines. On devra, sauf indication spéciale, la couper au bout de 3 ou 4 heures » (1).

Ligature en masse des ligaments larges dans l'opération de Freund. — La ligature préventive en masse des ligaments larges a été employée dans l'hystérectomie abdominale totale pour cancer du col de l'utérus. Cette opération porte le nom d'opération de Freund. Ce chirurgien, après avoir ouvert le ventre, attiré fortement l'utérus en haut, et reconnu la situation des ligaments larges, les lie en 3 paquets : « Pour passer le fil inférieur qui devait étreindre l'artère utérine, il se servait d'une sorte d'aiguille trocart, dont la pointe pouvait être poussée hors de la canule et venait ensuite s'y cacher par l'effet d'un ressort. Mais depuis que l'opération est commencée par le vagin, la manœuvre est très simplifiée, car les vaisseaux utérins sont liés par en bas ! » Telle était également la conduite de Bardenheuer qui, outre cette ligature préventivo-définitive des ligaments larges, jetait des fils isolés sur les gros troncs de ces ligaments. Disons, incidemment, qu'actuellement l'opération de Freund semble être délaissée pour l'hystérectomie vaginale totale.

A côté de la ligature médiate ou en masse, nous trouvons deux autres procédés de ligatures artérielles :

b) Ligature immédiate. — La ligature immédiate et préliminaire et la ligature immédiate progressive.

La ligature immédiate et préliminaire peut être faite soit au foyer même de l'opération, soit à distance.

1° *A distance.* — La ligature immédiate et préliminaire *à dis-*

(1) Pozzi. *Traité de gynécologie.* Paris, 1890.

tance semble avoir été employée dès le commencement de ce siècle. C'est ainsi que Goodlad en 1816 fit la ligature préalable de la carotide primitive avant d'enlever une tumeur de la région parotidienne. En 1821, Stevens pour une désarticulation scapulo-humérale fit celle de la sous-clavière. Enfin, vers 1839, Marjolin père, dans les amputations des membres, avait soin de lier le vaisseau principal pour prévenir l'effusion du sang pendant l'opération.

2° *Dans le foyer opératoire.* — La ligature préventive dans le foyer même de l'opération est de date ancienne. « Dès 1739, Puthod et Wœhler, élèves de Morand, proposaient pour la désarticulation coxo-fémorale d'arriver sur les vaisseaux par une incision parallèle au pli de l'aine et de les lier avant d'aller plus loin. Sharp et Bromfield agissaient de même pour la désarticulation de l'épaule (1). Cette méthode cependant ne s'était pas généralisée. En effet, Dionis dans son cours d'opérations de chirurgie (1765) la passe sous silence. Il s'arrête au contraire longuement sur la compression préventive au moyen des tourniquets et en particulier de celui de J.-L. Petit. Elle fut reprise, il y a une vingtaine d'années, par Marcellin Duval.

M. le professeur Verneuil a contribué de son côté par les nombreux travaux qu'il a inspirés à ses élèves (2) et par sa pratique chirurgicale à vulgariser la ligature préventive immédiate progressive. Son but était de remédier aux inconvénients de la compression artério-veineuse (phlébite et périphlébite inguinale).

Pour lui, les règles que l'on doit suivre dans une amputation sont les mêmes que celles d'après lesquelles se fait l'ablation de

(1) Reclus. Thèse agrég., 1880.

(2) M. L. Henry Petit. Note pour servir à l'histoire de la phlébite inguinale consécutive à la compression de l'artère fémorale, au pli de l'aine. *Gazette hebd. méd. et de chirurgie*, 1870, p. 436. — Pillet. Thèse Paris, 1872. — Chambaud. *De la désarticulation scapulo-humérale*. Thèse Paris, 1870.

n'importe quelle tumeur : « On ne fait pas de compression préalable, mais on réalise l'hémostase définitive pendant le cours de l'opération. La ligature des petites artères se fait absolument comme dans l'ablation du cancer du sein, par exemple, c'est-à-dire à mesure que les vaisseaux sont coupés. »

Pour ce qui est de l'artère principale du membre, M. le professeur Verneuil en fait la ligature immédiate et préventive.

Outre ces *ligatures permanentes*, existe une variété de ligature à laquelle on a donné le nom de *ligature d'attente*. Nous ne nous en occuperons pas. Dans ce cas en effet le vaisseau n'est lié qu'après section et l'hémostase n'est par conséquent pas préventive.

Hémostase préventive par mouvements forcés des membres. — Ce procédé d'hémostase préventive repose sur certains faits de physiologie clinique révélés par Bichat et mis en pratique en 1849 par Malgaigne qui par une flexion à angle droit de l'avant-bras sur le bras parvint à arrêter une hémorrhagie de l'artère humérale.

M. le professeur Richet avait observé de son côté qu'en portant l'épaule fortement en bas et en arrière, on exerçait une certaine compression de la sous-clavière au niveau de la première côte. Enfin M. le professeur Verneuil (1) reconnut l'efficacité de l'extension forcée des membres au point de vue hémostatique et inspira à un de ses élèves, M. Merlateau, une thèse où cette question est traitée à fond. A côté de ce procédé, plaçons l'*élévation* des membres qui combinée à la compression artérielle a pu servir à l'hémostase préventive.

Hémostase préventive dans l'opération du phimosis — La pince fenêtrée de Ricord, construite surtout en vue de la

(1) *Journal de physiologie* de Brown-Séquard, 1858, t. I, p. 506.

taille des lambeaux cutané et muqueux réalise fort bien l'hémostase préventive.

La pince à phimosis est une pince à anneaux, dont les mors élargis sont creusés l'un et l'autre d'une longue fenêtre. La peau et la muqueuse préputiales saisies au-devant du gland entre les mors de la pince sont fortement comprimées. Leur section se fait par le glissement du bistouri dans la fenêtre que présente la pince. Tant que celle-ci reste en place, il ne s'écoule pas une goutte de sang. Mais lorsqu'on l'enlève, la petite artère du frein, l'artère dorsale et quelques artérioles de la peau donnent du sang. Il est facile par l'application de quelques pinces hémostatiques ordinaires d'arrêter cette petite hémorrhagie. Cette pince comme celle de Panas est donc un bon moyen d'hémostase préventive.

Les instruments imaginés par M. le professeur Panas pour l'opération du phimosis méritent qu'on s'y arrête. Bien qu'ils n'aient pas été construits, de l'aveu même de notre maître, en vue de l'hémostase préventive, nous croyons néanmoins devoir en donner la description, car autant et même mieux que la pince de Ricord, ils prévenaient l'hémorrhagie, si minime fût-elle, de l'opération du phimosis.

Il faut cependant reconnaître que leur principal avantage est de permettre la section de la peau et de la muqueuse sans en changer les rapports normaux et par conséquent sans risque de voir par une section cutanée surabondante la verge privée d'une trop grande partie de son fourreau tégumentaire.

Pour obtenir ce résultat, M. le professeur Panas se servait d'une pince à dissection à bouts arrondis à laquelle il avait fait subir certaines modifications.

En se reportant à l'ancien catalogue de Collin, on peut voir que vers sa partie moyenne existe une vis de rappel au moyen de laquelle se fait le rapprochement des branches. A l'extrémité de l'une d'elles, on remarque une petite vis à bout pointu, dont le parcours est limité par une dépression creusée sur la face interne de la branche opposée.

Cette dernière étant introduite entre la face antérieure du gland et la muqueuse balano-préputiale à la profondeur voulue, le prépuce est traversé d'avant en arrière par la vis. Les tractions peuvent dès lors s'exercer sans qu'un changement puisse survenir dans les rapports de la peau et de la muqueuse. A ce moment est placée la pince fenêtrée de Panas, dont l'action au point de vue de l'hémostase préventive est très puissante.

Cette pince, comme la précédente, ressemble à une longue pince à disséquer dont les branches sont creusées dans toute leur longueur de deux fentes parallèles. Les deux branches fortement rapprochées au moyen d'un écrou et d'un petit volant situés à l'une des extrémités, exercent sur la peau et la muqueuse une pression égale qui s'oppose à l'écoulement du sang après la section des téguments. L'opération se fait de la façon suivante : par la fente la plus large, on introduit verticalement le bistouri et on excise le prépuce : par la fente la plus étroite on transfixe avec l'aiguille de Reverdin, l'instrument étant en place, la peau et la muqueuse. On dispose ainsi d'emblée un nombre plus ou moins grand de sutures régulières. L'instrument peut dès lors être enlevé. Le gland apparaît derrière ce grillage de fils. Pour le dégager, il suffit de les couper sur la ligne médiane, ce qui donne de chaque côté une série de sutures absolument symétriques.

Hémostase préventive par refoulement et compression circulaire au moyen de bandes. — *Compression et refoulement du sang avec des bandes de flanelle.* Avant 1872, les chirurgiens avaient pensé dans les amputations de membres à exercer une compression circulaire au moyen de bandes de toile ou de flanelle.

Cette compression en même temps qu'elle entravait le cours du sang artériel s'opposait au retour du sang veineux qui s'accumulait ainsi au-dessous du point comprimé. D'après Chélius, rapporté par Reclus dans sa thèse d'agrégation de 1880, « chez les personnes faibles ou ayant peu de sang à perdre, Brunninghausen conseillait d'envelopper le membre d'une bande de flanelle jusqu'au point où l'incision doit être faite et cela dans le but de diminuer la perte du sang veineux ». Clover en 1852, Esmarch en 1855 employaient déjà ce procédé. Chassaignac également en 1856 employait couramment une longue bande de flanelle qu'il appliquait depuis l'extrémité du membre jusqu'au-dessus du point où devait porter la section.

Comme les tours de bande étaient successivement serrés de bas en haut, il y avait en même temps que compression, refoulement du liquide vers la racine des membres. Mais ce procédé était imparfait, la compression irrégulière et peu soutenue à cause de la tendance qu'avaient les bandes à s'allonger.

Bande d'Esmarch. En avril 1872, un professeur de Kiel, le Dr Esmarch communiqua au 2e congrès des chirurgiens alle-

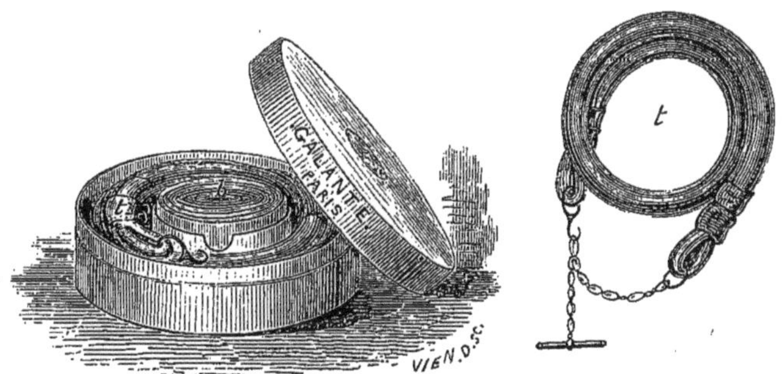

Fig. 8. — Bande d'Esmarch.

mands à Berlin un nouveau procédé d'ischémie, qui dans un grand nombre d'opérations lui avait rendu de véritables services. Voici comment il s'exprime au sujet de sa méthode :

« Les opérations intéressant les extrémités s'exécutent *sans perte de sang*, si on les a préalablement rendues *exsangues* de la manière suivante :

1° Après avoir soigneusement recouvert les plaies avec du coton ou un tissu imperméable, le membre entier, de l'extrémité des doigts ou des orteils jusqu'au delà des limites supérieures du champ opératoire, est enveloppé d'une bande élastique fortement serrée. Le sang contenu dans les vaisseaux est ainsi complètement refoulé.

2° Au point où s'arrête la bande élastique, on comprime circulairement le membre au moyen d'*un tube de caoutchouc* faisant plusieurs tours et suffisamment tendu pour *interrompre tout à fait* le cours *du sang dans les artères*. Les deux bouts du tube sont noués l'un à l'autre par une agraphe fixée à une chaînette (1).

3° On peut aussi dans la plupart des cas, comprimer entièrement les artères avec plusieurs circulaires d'une bande élastique fixée par une épingle (Langenbeck). »

Introduit en France en 1873 par Demarquay (2), l'appareil fabriqué sur ses indications par M. Galante, ne diffère du précédent que par quelques détails de construction. Il se compose : 1° « d'une bande en tissu élastique de 8 à 10 mètres de long sur 5 à 6 centimètres de large ; solide, épaisse, résistante, elle conserve la plus grande partie de son élasticité après un long usage. La couleur rouge la rend moins salissante par le sang ;

(1) Esmarch. *Chirurgie de guerre* (trad. Rouge, de Lausanne), 1879, publiée par Esmarch en 1877.

— 2° *Congrès des chirurgiens allemands à Berlin*, avril 1872.

— Ueber künstliche Blutleere bei operationen (1873). Voir *Gazette hebdom.*, 3 et 7 janvier 1874.

(2) Demarquay. Communic. à l'Acad. de méd. et à la Soc. de chirurgie. *Bullet. génér. de thérap.*, 30 novembre 1873.

ses bords unis, sans ourlet, ne se déchirent pas et participent à l'élasticité du tissu ;

2° D'un tube de caoutchouc rouge ou brun de la grosseur du pouce. Ce lien constricteur est formé par l'assemblage de quatre tubes engainés les uns dans les autres sauf aux extrémités ; les

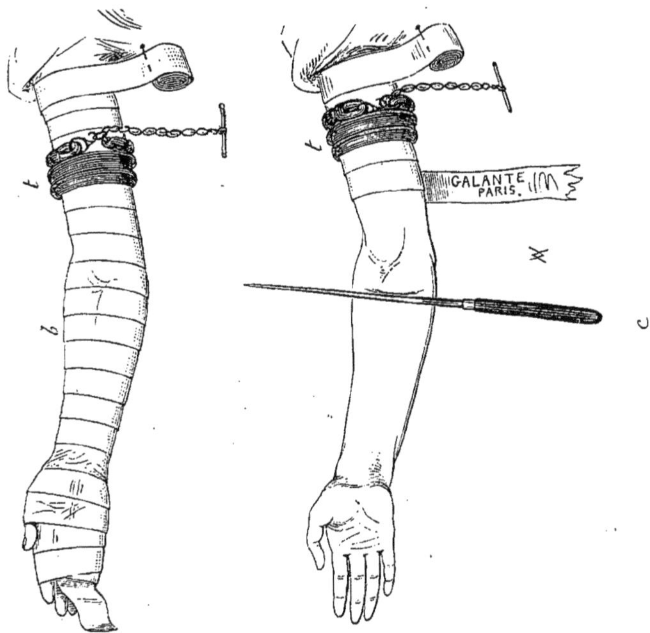

FIG. 9. - Bande d'Esmarch avant et pendant l'opération.

tubes intérieurs repliés sur eux-mêmes forment les anses terminales.

L'assemblage est maintenu par une constriction très forte en deux points différents. Ce mode de constriction donne au tube de caoutchouc plus de résistance et plus d'élasticité. La longueur est de 2 pieds environ. L'une des boucles terminales supporte un fort crochet métallique, l'autre une chaînette à anneaux terminée par une barrette (1) ».

En Angleterre, le procédé d'Esmarch est employé dès l'année 1873. Harrisson Cripps (2) fait subir à l'appareil certaines modifications.

La plus importante consiste dans la suppression de la bande de tissu élastique d'Esmarch. Son appareil se compose d'un tube de caoutchouc de 21 pouces de long sur 3/9 de pouce de large, dont les extrémités sont solidement réunies par un fil résistant pour former un anneau élastique de 7 pouces de diamètre et d'un dévidoir à rainure et à double mancher autour duquel doit rouler le tube de caoutchouc.

Cet anneau doit servir d'abord à refouler le sang veineux vers la racine du membre et plus tard à interrompre la circulation artérielle.

En Italie, la méthode d'Esmarch, qui réalisait sur les anciens procédés un progrès considérable, fut rapidement adoptée. Grandesso Silvestri revendiqua même la priorité de la méthode (Emploi de la gomme élastique pour les ligatures chirurgicales, 1871). En tout cas, c'est au professeur Esmarch que revient l'honneur d'avoir su la vulgariser.

Hémostase par ligature au moyen d'un lien de caoutchouc. — *Ligature élastique.* La ligature des organes au moyen d'un lien de caoutchouc pour prévenir l'hémorrhagie est un procédé tout à fait moderne, qui diffère essentiellement de la ligature qu'employaient Trousseau (1855), Henry Lee (1871) et

(1) Chauvel. Recherches expérimentales et cliniques sur l'emploi de l'ischémie temporaire pendant les opérations. *Archives générales de médecine*, juin 1875, p. 2 et suiv.

(2) Harrisson Cripps. Appareil nouveau pour l'ischémie opératoire. *Lancet*, 11 octobre 1873.

Desprès (1875) pour le cancer de la langue ; Courty (1874) pour l'inversion utérine ; Chauvel et Jude Hue pour les polypes, cancers, hypertrophie du col de l'utérus. Ce dernier procédé, qui consistait à obtenir par une compression lente et continue la mortification et l'élimination de ces organes, est moins un procédé d'hémostase préventive que d'exérèse non sanglante.

L'un des premiers, M. le professeur Verneuil employa la ligature élastique pour *prévenir* l'hémorrhagie. Il s'agissait d'une opération de phimosis. La verge fut comprimée par un tube de caoutchouc placé en arrière de la pince fenêtrée. Lorsque celle-ci fut enlevée après section de la peau et de la muqueuse, le chirurgien put faire des sutures sans qu'il ne s'écoulât une goutte de sang.

M. Terrier ayant à opérer un cancer du sein chez une vieille femme cachectique et anémiée, souleva fortement la tumeur, la pédiculisa et put au moyen d'un tube de caoutchouc exercer à sa base une compression telle qu'il ne s'écoula qu'une quantité insignifiante de sang.

Depuis environ une quinzaine d'années, ce procédé d'hémostase préventive s'est généralisé dans l'ablation des tumeurs volumineuses et pédiculisables.

Kleeberg d'Odessa (1) a certainement eu le premier l'idée de faire l'hémostase préventive du pédicule de l'utérus au moyen du tube de caoutchouc. Son procédé fut rapidement adopté par presque tous les chirurgiens. Les uns se contentent de faire la compression préventive et enlèvent le tube après suture des lèvres du pédicule (Hegar, Olshausen (2), et Fischer), les autres laissent en place le tube qui devient dès lors un moyen d'hémostase définitive (Martin, Schröder et Léopold). Cette dernière pratique, justifiée par la puissance des antiseptiques, semble vouloir se

(1) *St-Petersbourg med. Wochenschrift*, 24 septembre, et 6 octobre 1877.
(2) Olshausen. *Deutsch. Zeitschrift für chirurg.*, Bd XVI, p. 171.

généraliser, et de fait la ligature perdue de Czerny (1) et Kaltenbach (2) donne d'excellents résultats (3).

Passons maintenant à quelques procédés absolument locaux qui n'offrent guère qu'un intérêt historique.

Procédé d'Antonin Poncet. — *Encadrement des tumeurs au moyen de règles plates.* Ce procédé, d'après M. Reclus, a été imaginé par M. Antonin Poncet, agrégé de la Faculté de Lyon, qui, paraît-il, n'a eu qu'à s'en louer : « En certaines régions, dans les cas de néoplasmes du sein, du dos, de la paroi abdominale, par exemple, il encadre la tumeur avec des règles plates, qui empêchent l'abord du sang. Cette hémostase préventive par pression circonférentielle lui a été fort utile dans l'extirpation des lipomes des lombes et des cancers de la mamelle ».

Il est certain que ce procédé peut être employé avantageusement dans les régions qu'indique le chirurgien de Lyon. Il serait inapplicable par contre sur les surfaces plus ou moins concaves ou convexes. Il offre en outre l'inconvénient d'exiger pour la compression les mains d'un ou plusieurs aides.

Procédé de Sir Richard Davy. — Signalons enfin le procédé employé par Sir Richard Davy, le 16 janvier 1877, à Westminster's hospital, dans une amputation de la cuisse droite chez un jeune garçon. Le chirurgien introduisit dans l'anus du malade un levier droit « dont la petite extrémité fut appliquée sur l'iliaque primitive droite, côté correspondant au membre à amputer, entre le corps des vertèbres lombaires et le psoas.

(1) Czerny. *Centralbl. für gynæk.*, 1879, p. 519.

(2) Kaltenbach. *Die operative gynæk.*, 1881, p. 441.

(3) Pozzi. Note sur la technique de la ligature élastique du pédicule. *Bull. de la Soc. de chirurgie,* 28 novembre 1883, et *Congrès franç. de chirurgie,* comptes rendus, 1885, p. 537.

L'autre extrémité restée au dehors fut confiée à un aide. Suivant qu'on élevait ou qu'on abaissait ce levier l'artère fémorale droite cessait ou continuait de battre ; à gauche la circulation n'était pas troublée.

Grâce à cette manœuvre fort simple l'opération put se terminer sans la moindre perte de sang.

D'après Richard Davy, l'hémostase est moins dangereuse par ce procédé que par la compression de l'aorte à travers la paroi abdominale. Elle est plus facile et plus sûre : le levier ne fait courir aucun danger au rectum pour peu qu'il soit dirigé par la main d'un chirurgien expérimenté ».

Ce procédé est sans doute ingénieux, mais supprime-t-il réellement les inconvénients des compresseurs en général ; nous ne le croyons pas. En outre, le chirurgien quelque expérimenté qu'il puisse être ne peut, nous semble-t-il, que difficilement calculer la force exacte qu'il faut déployer pour exercer à l'autre extrémité du levier une juste compression. Il est à craindre dans ces conditions que la compression ne soit ou trop forte ou trop faible (1).

Ligature préventive au moyen d'anses métalliques. — Ce procédé d'hémostase est contemporain de l'ablation des kystes pédiculés de l'ovaire. Pendant très longtemps, il a joui d'une très grande vogue. Aujourd'hui, il cède le pas au pincement préventif suivi de la ligature du pédicule. Quoi qu'il en soit, il a joué au point de vue de l'hémostase préventive un rôle assez considérable pour mériter ici une mention spéciale.

Les principaux instruments construits dans ce but sont le serre-nœud à corde métallique de Guéride et le ligateur de Cintrat. Le premier de ces instruments n'est plus employé de nos jours. Le ligateur de Cintrat trouve encore son application dans un cer-

(1) Reclus. *Des mesures propres à ménager le sang pendant les opérations chirurgicales*. Thèse, 1880.

tain nombre d'opérations. Dans la partie pratique de notre travail, on verra que la ligature métallique de la base des tumeurs est souvent combinée au pincement préventif des vaisseaux. Ce ligateur inventé par le Dr Cintrat vers 1872 est une modification ingénieuse du serre-nœud de de Graefe : « Le fil de fer après avoir contourné la tumeur a ses extrémités passées dans la partie A qui est divisée en 2 parties comme les canons d'un fusil. Ces extrémités sont ensuite fixées sur le point C. On opère alors la constriction au moyen d'une vis de rappel en faisant tourner la partie D. Quand on juge le degré de constriction du fil suffisant, on fixe en A en saisissant les anneaux dont elle est munie, et on imprime au corps de l'instrument un muovement de rotation à l'aide des 2 grands anneaux qu'il présente. On fait ainsi 3 à 4 tours et l'on obtient alors une ligature par torsion du fil en E. Quand on juge la torsion suffisante, on coupe le fil en B à l'aide d'une pince coupante, et on enlève l'instrument » (fig. 10) (1).

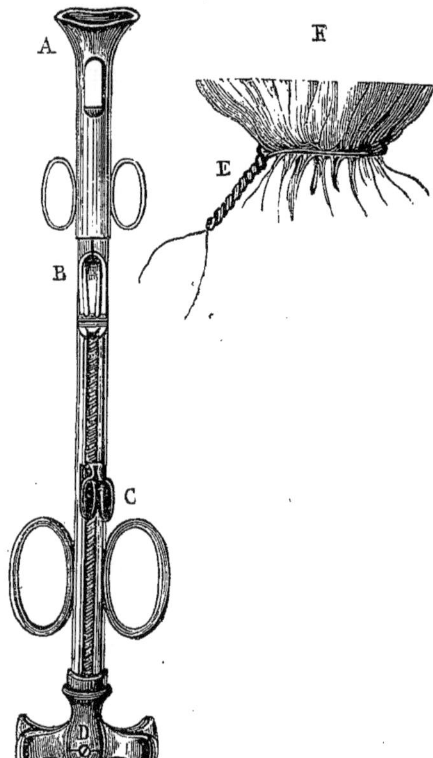

Fig. 10. — Ligature de Cintrat. Ligature métallique du pédicule.

(1) Rochard. Article Serre-nœuds du *Dict. de méd. et chir. pratiques.*

Ajoutons que lorsque la base de la tumeur est volumineuse, on y place un fil de fer double au moyen d'un trocart ou d'une longue aiguille. Chacune des moitiés est ensuite comprimée comme on vient de le voir avec le ligateur de Cintrat. Nous laissons de côté les autres serre-nœuds, tels que ceux de Levret, Desault, qui ont été construits dans le but de sectionner les tumeurs, tantôt en une, tantôt en plusieurs séances. Ils sont, du reste, inférieurs à l'écraseur de Chassaignac.

Tels sont les différents procédés auxquels les chirurgiens ont eu recours pour assurer l'hémostase préventive.

Remarquons, avant d'aller plus loin, que de tous ces procédés deux seulement ont une analogie avec celui que nous allons décrire maintenant : la pince fenêtrée de Desmarres et la pince à phimosis.

III. — TROISIÈME PÉRIODE. PINCEMENT DES VAISSEAUX

Hémostase préventive par pincement des vaisseaux. — Le pincement des vaisseaux comme *méthode d'hémostase préventive* a été employé pour la première fois par M. Péan. Il est postérieur comme découverte au pincement temporaire et définitif.

Si la découverte de ces deux derniers modes de pincement a pu donner lieu à de longues discussions et à d'acerbes polémiques ; si M. Koeberlé (de Strasbourg) a pu à ce sujet se laisser aller à d'injustes revendications victorieusement anéanties par M. Péan dans ses leçons cliniques de l'hôpital St-Louis, il ne saurait en être de même de la méthode d'hémostase par pincement préventif des vaisseaux que personne ne lui conteste.

Si nous nous en rapportons aux observations publiées par M. Péan et ses élèves, cette découverte remonte environ à l'année 1868.

L'hémostase préventive par pincement est un procédé au moyen duquel on peut empêcher par la disposition raisonnée des pinces l'arrivée du sang dans les parties sur lesquelles doit porter le bistouri de l'opérateur.

Des pinces à hémostase préventive. — Les pinces à hémostasie préventive sont construites d'une façon générale suivant le modèle imaginé tout d'abord par M. Péan pour l'hémostase

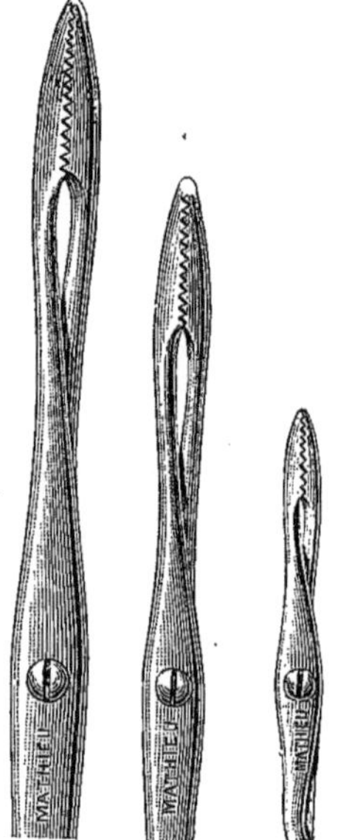

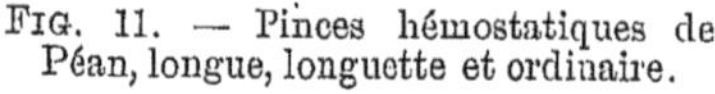

FIG. 11. — Pinces hémostatiques de Péan, longue, longuette et ordinaire.

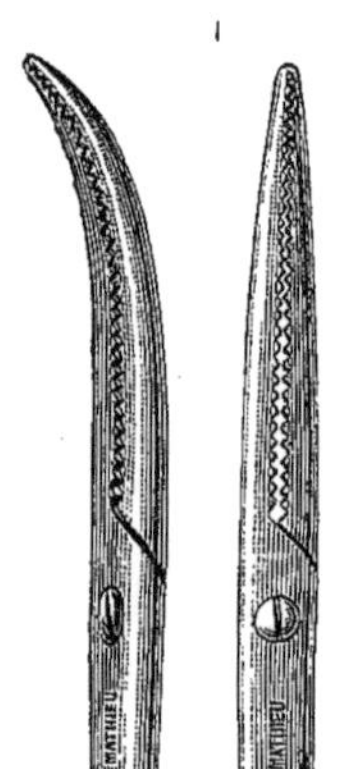

FIG. 12. — Pinces à hémostasie préventive à mors longuets courbes et droits, unis, pointus.

temporaire. Elles se composent de 2 branches terminées par des anneaux, d'une crémaillère, de 2 mors et d'une articulation.

Elles ont subi dans ces différentes parties des modifications qui sont en rapport avec le but que l'on veut atteindre.

Lorsque la surface à saisir est petite, mais assez profondément située, les branches seules sont modifiées. Au lieu de la pince hémostatique de 12 à 14 centim., on se sert d'une pince dite *longuette* (Péan) dont la longueur peut être de 16 à 20 centim. Si on opère sur des régions très profondes, telles que le pharynx, l'utérus, l'abdomen ou le bassin, il est bon de se servir

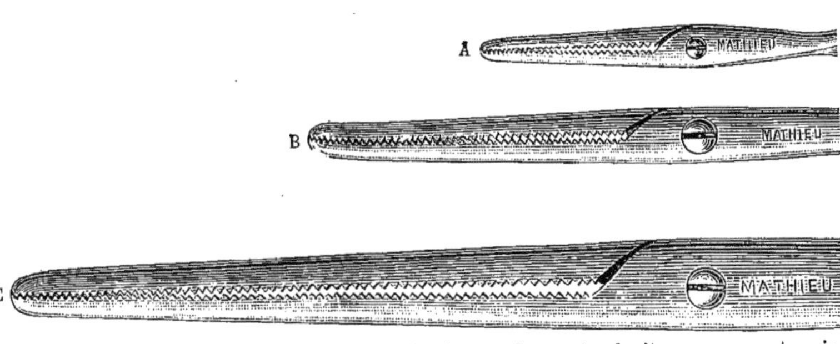

Fig. 13. — Pinces à hémostase préventive à mors longuets, droits, mousses et unis de force différente.

des pinces *longues*, qui mesurent de 22 à 26 centim. (voir fig. 11).

Les branches subissent encore des modifications dans leur forme et dans leur force. Au lieu d'être droites, elles peuvent offrir certaines courbures, qui permettent au chirurgien de les appliquer sans masquer le champ opératoire. Telles par exemple les pinces destinées à l'amygdale, à l'arrière-cavité des fosses nasales ou au voile du palais.

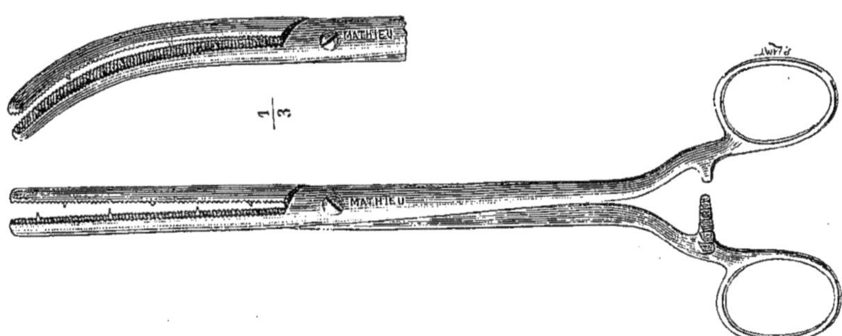

Fig. 14. — Pinces à hémostasie préventive à mors courbes et droits dentés et mousses.

Quant à leur force, elle est extrêmement variable. Il est à peine besoin de dire que les pinces qui sont destinées aux paupières, aux lèvres sont moins fortes que celles qu'on applique sur les

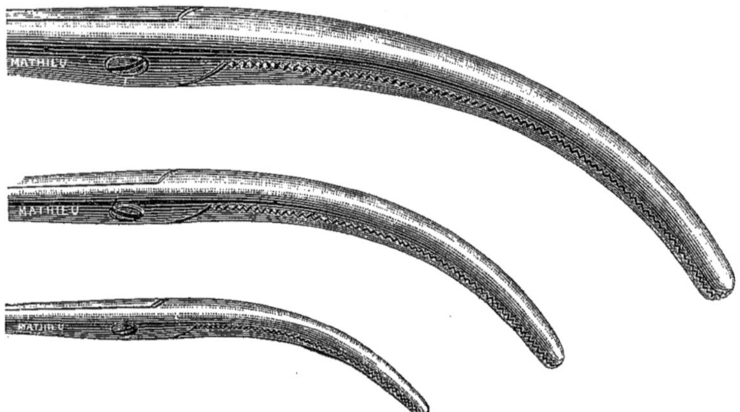

Fig. 15. — Pinces à hémostase préventive à mors longuets, unis, mousses de force différente, courbés sur le plat.

ligaments larges, sur la langue, etc. De même, pour la même

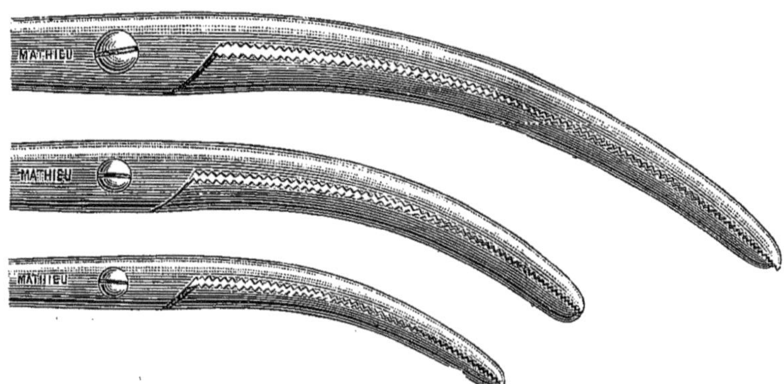

Fig. 16. — Les mêmes à courbure moins marquée et à mors plus résistants.

opération, les pinces sont de force absolument différente, s'il s'agit d'un enfant ou d'un adulte.

La longueur des mors, indépendamment de celle des branches,

est extrêmement variable ; les mors peuvent être *courts* (pince hémostatique ordinaire). Ils servent surtout pour l'hémostasie temporaire. Cependant en les disposant convenablement autour du pédicule d'une tumeur, elles réaliseraient d'une façon très suffisante l'hémostasie préventive (voir opération, tumeur érectile du sourcil, page 104).

Lorsqu'on veut saisir une certaine étendue de tissus (lèvres, nez, paupières, etc.), on emploie des pinces ordinaires à mors *longuets* ou des longuettes à mors longuets.

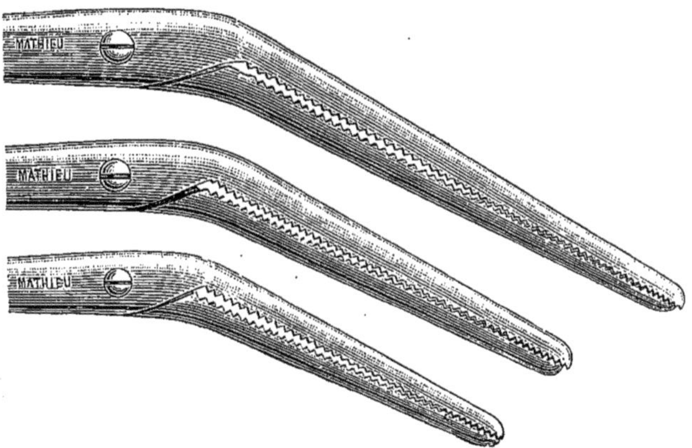

Fig. 17. — Pinces à hémostase préventive à mors longuets, unis, courbés sur le champ, pour tumeurs volumineuses.

Ici encore la force des mors dépend absolument de l'épaisseur des tissus à pincer et des résistances qu'ils opposent. Ainsi, il est impossible de comparer comme force, les pinces à mors longuets des paupières et celles dont on se sert dans l'hystérectomie.

Ces mors peuvent être *unis* ou plats comme on le voit dans la fig. 17, mais lorsque les tissus sont très résistants (fibromes utérins ou grandes tumeurs), ou au contraire lorsqu'ils sont mous et friables comme la langue, les reins, la rate, en un mot toutes les fois que la prise doit être forte et complète, on aura tout avantage à se servir de pinces à mors *dentés*. Les dents doivent être disposées sur les deux mors à la fois et alterner. Autrement dans le premier cas, elles déchireraient les tissus, dans le second elles s'opposeraient au rapprochement complet des mors. Suivant la force de la pince, ces dents sont grosses ou petites; suivant la longueur des mors, nombreuses ou peu nombreuses. D'une façon générale, deux dents du même mors sont toujours distantes d'au moins 1 centim. On peut se rendre compte de ces particularités en se reportant aux figures.

Les mors sont droits ou courbes. La courbure peut porter sur

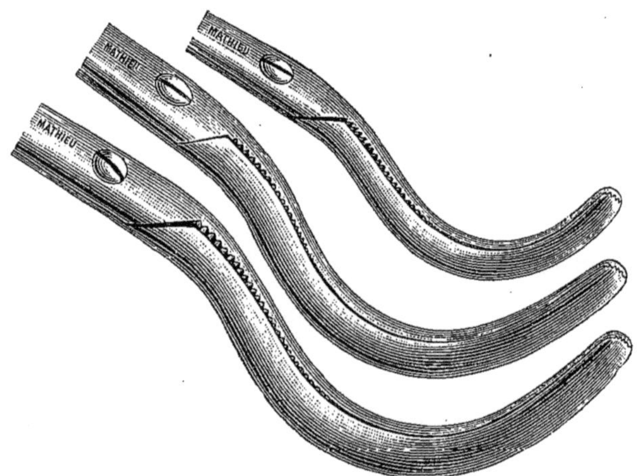

Fig. 18. — Pinces à hémostase préventive à mors longuets, mousses unis, contre-courbés de force différente.

le plat ou sur le champ. On dit qu'une pince est courbée sur le plat, lorsque les mors sont situés dans un autre plan que les branches (fig. 15). Une telle pince étant posée sur un plan horizontal, sa partie courbée s'élève au-dessus du plan.

Une pince est courbée sur le champ, lorsque les mors courbes sont situés à droite ou à gauche de l'axe des branches. Placez-la sur une table, par exemple, elle sera au contact dans toute sa longueur.

La courbure peut être plus ou moins prononcée suivant la forme de la région sur laquelle on doit appliquer la pince.

Au lieu d'une courbure unique comme nous venons de le voir, ces pinces peuvent offrir une double courbure. L'une des concavités regardant en arrière, l'autre en avant, les pinces sont dites *contrecourbées* (Péan). En général la courbure antérieure est beaucoup plus prononcée que la postérieure. On peut néanmoins suivant les besoins faire modifier plus ou moins l'étendue de ces courbures. Quoi qu'il en soit, ces pinces à mors longuets et courbes peuvent être plates ou dentées, très puissantes ou faibles.

A côté des pinces courbes, plaçons les pinces coudées sur le champ qui ne diffèrent des pinces courbes sur le champ que par ce fait que les mors situés à droite ou à gauche de l'axe des branches sont droits. Comme les précédentes, leur longueur et

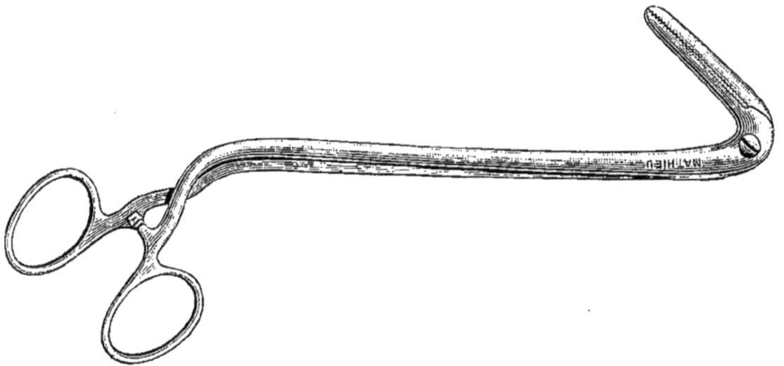

Fig. 19. — Pince à mors angulaire et à branches courbes destinées à l'hémostase préventive du voile du palais.

leur force varient avec leur destination. Enfin, les *pinces angulaires* à mors droits ou courbes, plats ou dentés, dans lesquelles les mors forment avec les branches un angle plus ou moins ouvert à droite ou à gauche.

La forme même des mors a subi d'importantes modifications. Dans la pince dite en T dont on se sert si souvent pour l'hémostasie préventive au cours des sections portant sur le grand épiploon, les mors sont plats et perpendiculaires à l'axe des branch es(fig. 20).

Les pinces à mors longuets droits ou courbes, plats ou dentés, faibles ou forts peuvent être plus ou moins pointues à leur extrémité. Cette disposition est très avantageuse, car dans certaines opérations, le chirurgien est obligé pour obtenir l'hémostasie préventive d'introduire profondément dans les tissus l'un des mors de la pince (ablation de la langue, etc.).

Il ne nous reste plus qu'à étudier le mode de fermeture et d'ar-

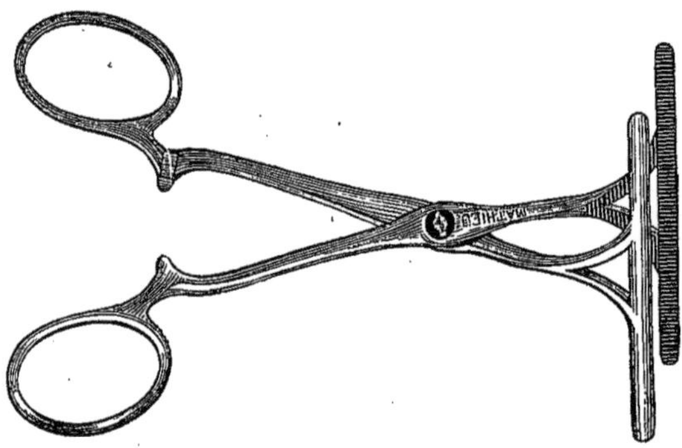

FIG. 20. — Pince en T pour l'hémostase préventive.

ticulation. Nous serons court sur ce chapitre, car il n'intéresse que très indirectement l'hémostasie préventive en elle-même.

Les pinces à hémostasie préventive que nous venons de décrire se ferment comme les autres modèles de M. Péan au moyen d'une crémaillère disposée sur la branche mâle de la pince. Pour les pinces petites et faibles, cette crémaillère est à un ou deux crans, mais dans les pinces moyennes et fortes, on compte de trois à six ou sept crans. La force de pression de cette crémaillère portée au dernier cran est considérable. Ce n'est qu'en se servant des deux mains qu'on arrive à l'y fixer. Ce mode de fermeture donne à l'opérateur la plus grande sécurité, elle n'a aucune tendance à déraper, sauf lorsque les pinces sont usées. Aussi assure-t-elle une hémostase parfaite.

Le mode d'articulation importe assez peu. Pour l'hémostasie préventive, comme pour la temporaire et la définitive, on ne doit exiger de lui que solidité et facilité d'asepsie. Les premiers modèles de M. Péan sont munis d'une articulation à tenon. Les

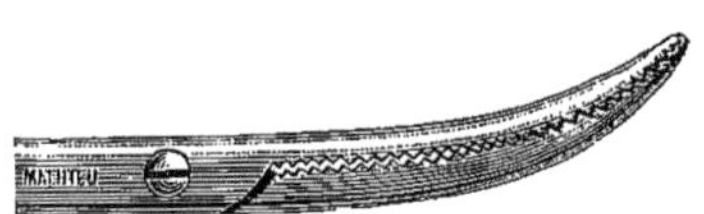

FIG. 21. — Pince à hémostase préventive à mors pointus courbes et unis.

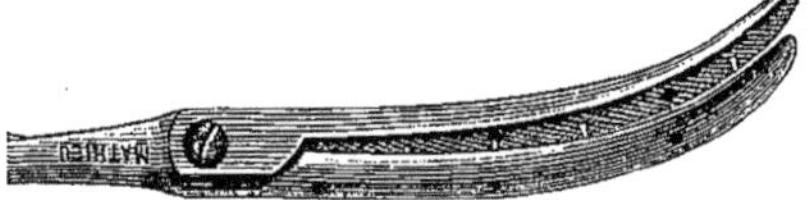

FIG. 22. — La même à mors dentés.

fabricants d'instruments se sont ingéniés à la modifier (Mariaud, Collin, Mathieu, Aubry). Ces modifications que nous avons décrites ailleurs (1), sur lesquelles nous n'insistons pas, sont-elles des perfectionnements, nous n'oserions l'affirmer pour ce qui concerne du moins les fortes pinces à hémostasie préventive. La nouvelle articulation de Collin en particulier ne nous semble pas offrir des garanties suffisantes de solidité.

Telle a été l'œuvre instrumentale de M. Péan au point de vue de l'hémostasie préventive par pincement. Les modèles que nous avons reproduits existent depuis nombre d'années ainsi qu'en font foi les catalogues anciens de Guéride, Mariaud et Mathieu.

Depuis une époque beaucoup moins reculée, un certain nombre de pinces ont été *imaginées* et, comme nous l'écrivions ailleurs (1), chacun, inconsciemment, nous voulons le croire, travailla à déposséder l'inventeur du pincement hémostatique.

Les chirurgiens trouvant des pinces *toutes faites* y apportèrent de très minimes modifications et les baptisèrent de leur nom ; les

(1) *Polytechnique médicale*, 30 août 1889.

fabricants oublièrent qu'ils n'en étaient pas les inventeurs et supprimèrent le nom de celui qui les avait découvertes.

D'autres essayèrent par une courtoisie exagérée d'en attribuer un mérite partiel à l'étranger. De là, les dénominations nombreuses de pinces de Richelot, de Spencer Wells, de Dupont de Lausanne, de Collin, de Mathieu, etc., etc., alors que les Américains et les Anglais plus justes, les désignent sous le nom générique de pinces de Péan (Pean's forceps).

CHAPITRE II

Inconvénients des différents procédés d'hémostase préventive.

Compression digitale. — La compression digitale faite d'une façon habile, régulière et soutenue rend sans conteste de réels services ; mais lorsque l'opération a une certaine durée, quelles que soient la bonne volonté de l'aide et sa force, il se produit infailliblement un relâchement des doigts au moment même où la compression est le plus nécessaire. On peut sans doute obvier à cet inconvénient en plaçant au-dessus des doigts de l'aide fatigué la main d'un second aide, mais cette manœuvre excellente en soi peut encombrer le champ opératoire et gêner les mouvements de l'opérateur. Du reste la compression digitale ne peut s'exercer avantageusement que dans certaines régions où les artères principales sont facilement accessibles telles que les membres par exemple. Il ne saurait en être question dans les opérations qui portent sur les cavités splanchniques. Le plus souvent bénigne, la compression digitale offre parfois des complications les unes peu sérieuses, les autres redoutables. Lorsque la compression porte sur la veine satellite en même temps que sur l'artère, la circulation de retour étant considérablement gênée, on s'expose, en s'efforçant d'épargner le sang artériel, de voir se produire des hémorrhagies veineuses parfois abondantes. En outre si « l'opéré est un vieillard, les artères pourront être athéromateuses et, dans ce cas, elles fuiront aisément ou s'écraseront sous la pression. S'il est alcoolique ou simplement mal endormi, ou pas anesthésié du tout, comme cela arrive dans les campagnes, la douleur le fera s'agiter et sous l'influence d'un mouvement imperceptible de flexion pour la cuisse ou de torsion pour l'humérus, les doigts glisseront à côté de l'artère. Une simple contraction un peu énergique comme celle du grand pectoral dans la compression de l'artère humérale à sa partie supérieure aboutira au même résultat » (1).

Dans les complications redoutables, il faut rappeler les cas de phlébite et de périphlébite observés par M. le professeur Verneuil et communiqués à la Société de chirurgie en 1861. Un mémoire intéressant d'un de ses élèves, M. Henry Petit (*Gazette heb. méd. et de chir.*, 1870, p. 436), rappelle l'attention sur ces faits.

Un autre élève de M. Verneuil, M. Pillet, dans sa thèse inaugurale de 1872, puis M. Pasturaud, 1873, confirmèrent par des observations précises la possibilité de cette complication. Aussi les chirurgiens devenus prudents « ont-ils renoncé à comprimer l'artère principale du membre dans les amputations et les désarticulations. Presque tous ont adopté l'ischémie préalable d'Esmarch. Mais il faut reconnaître que la majorité d'entre eux ont remplacé la compression digitale plutôt par désir d'épargner le sang du malade et d'opérer plus facilement que par crainte de la phlébite consécutive à la compression » (2).

Compression instrumentale. — Les compresseurs instrumentaux, d'une façon générale, sont passibles des mêmes reproches. Le cachet, le garrot, le tourniquet de Jean-Louis Petit, Dupuytren, etc., offrent en outre l'inconvénient capital d'exercer une constriction circulaire du membre difficile à mesurer, et qui lors-

(1) A. Verneuil. *Mémoires de chirurgie*, t. II, p. 41.
(2) Id., p. 35.

qu'elle est trop violente peut être préjudiciable à la vitalité des tissus.

A l'époque où l'anesthésie chirurgicale n'existait pas, elle était mal supportée par les malades à cause des douleurs violentes qu'elle occasionnait.

L'un des inconvénients les plus sérieux des compresseurs était la facilité avec laquelle la pelote de pression pouvait glisser, et s'il était, à la rigueur, aisé de replacer sur le trajet présumé de l'artère les doigts engourdis de l'aide, il n'en était pas de même de la pelote. Son application exigeait toujours un temps plus ou moins long pendant lequel le sang perdu pouvait être considérable.

Pince de Desmarres. — Cet instrument au point de vue de l'hémostase préventive réalise d'une façon parfaite le but que se proposait d'atteindre l'inventeur. Pour les opérations portant sur les paupières et en particulier pour les kystes palpébraux, rien de mieux n'a été trouvé. Le seul reproche qu'on puisse lui faire, — si c'en est un, — est son application restreinte.

Acupressure. — L'acupressure ne nous arrêtera pas longtemps, ce procédé n'a guère été employé au point de vue de l'hémostase préventive et nous ne pourrions que faire des hypothèses sans base véritablement scientifique.

Ligatures des troncs artériels. — Ce procédé employé d'une façon très rationnelle lorsqu'il s'agit de tumeurs anévrysmales d'un gros tronc artériel, a été préconisé, nous l'avons montré plus haut, comme moyen d'hémostase préventive dans certaines opérations.

De nombreuses controverses se sont élevées à ce sujet. Le principal souci des partisans de la méthode était de déterminer avec précision les artères sur lesquelles cette ligature préliminaire pouvait être faite. Tandis que la ligature de la carotide primitive soulevait de violentes oppositions (Velpeau (1), A. Bérard (2), professeur Richet (3), professeur Lefort (4), au contraire la ligature des troncs principaux des membres pour les amputations de l'artère linguale, de la carotide externe pour l'ablation de tumeurs de la langue (5) et du cuir chevelu, acquit rapidement une vogue considérable.

La ligature préventive de la carotide primitive a été défendue avec ardeur et talent par M. le professeur Verneuil à la Société de chirurgie (1863). Ce chirurgien est d'avis de lier la carotide pour les opérations graves de la face, de la tête et du cou « non seulement pour rendre l'opération plus aisée et moins émouvante pour le chirurgien, cette considération est secondaire; mais pour favoriser l'obtention du but final, c'est-à-dire la guérison radicale ». Suivant lui, ce procédé offre l'avantage de modérer, sinon de supprimer les hémorrhagies *épuisantes* parfois mortelles, et de permettre à l'opérateur d'agir rapidement sans être gêné par le sang.

Le principal argument des adversaires de la ligature préventive de la carotide primitive est la gravité considérable de cette opération.

Les statistiques prouvent, en effet, que 1 pour 5 environ des malades auxquels cette ligature a été faite sont morts des complications immédiates de la ligature.

Cette opération si meurtrière est-elle compensée par de sérieux avantages ? Tel n'est pas l'avis du professeur Richet : « les avantages attribués à la ligature préventive de la carotide se rédui-

(1) Velpeau. *Méd. opératoire.*
(2) Auguste Bérard. Thèse de concours, 1841.
(3) Professeur Richet. *Société de chirurgie*, 1863.
(4) Lefort. Article Ligature du *Dict. Encyclopédique des sciences méd.*
(5) Raymond. Thèse, Paris, 1870.

sent à peu de chose : on est en garde contre les *surprises hémorrhagiques*, mais on n'est pas à l'abri de l'hémorrhagie, à cause de la rapidité avec laquelle le sang revient par les anastomoses ». Les dangers de la ligature de la carotide primitive en laissant de côté les complications cérébrales sont nombreux. Laissons la parole à M. le professeur Richet : « D'abord c'est une opération qui n'offre pas sans doute de difficultés sérieuses lorsque le cou n'est ni déformé ni infiltré ; mais il faut bien savoir que c'est souvent dans ces dernières conditions qu'on est obligé de la pratiquer. Nous avons vu dans quelques cas les opérateurs les plus habiles commettre des fautes qui ont coûté la vie aux malades. »

« Un autre danger est celui-ci : j'admets que parfois l'interruption du cours du sang dans la carotide suspend momentanément la circulation et permet d'opérer sans hémorrhagie ; mais alors comme les artères ouvertes ne donnent point de sang, on ne les lie pas, soit parce qu'on ne s'en aperçoit pas, soit parce qu'on néglige de le faire, et plus tard surviennent des hémorrhagies en retour... En résumé, cette opération complique au lieu de simplifier » (1).

Nous n'insisterons pas plus longuement sur ce procédé d'hémostase préventive. S'il nous était donné de nous prononcer dans un débat aussi grave, nous nous rangerions du parti des adversaires de la ligature préventive de la carotide. Le pincement préventif appliqué d'une façon rationnelle met sûrement à l'abri de l'hémorrhagie et tranche la question très avantageusement, et pour les malades et pour les chirurgiens.

Les ligatures préliminaires à distance donnent lieu à une véritable opération et sans conteste le malade n'a rien à gagner à ce luxe d'opérations.

(1) Art. Carotide. *Dict. de méd. et chir. prat.*, t. VI, 1867.

Quant aux ligatures que l'on fait dans le foyer même de l'opération, elles sont évidemment discutables. Nous admettons très bien avec M. le professeur Verneuil que l'on jette une ligature préventive sur les gros vaisseaux d'une région, mais il était certainement superflu de lier, comme on le faisait autrefois, des vaisseaux de moyen ou de petit calibre au fur et à mesure qu'on les sectionnait. On prolongeait considérablement et inutilement la durée de l'opération et on encombrait la plaie de fils qui n'étaient pas toujours aseptiques. Du reste, depuis la découverte de la forcipressure cette méthode a été quelque peu modifiée. Au lieu de faire les ligatures immédiatement après la section des vaisseaux, le chirurgien les pince et ne les lie qu'ultérieurement si cette hémostase temporaire n'a pas été suffisante.

Mais si la ligature préventive du tronc principal d'un membre est chose aisée et par conséquent recommandable, il n'en est pas de même lorsque l'opération porte sur d'autres régions, le cou par exemple. Kocher entre autres recommande dans la thyroïdectomie extra-capsulaire, « d'aller d'abord à la corne supérieure saisir la thyroïdienne supérieure, puis un peu plus bas sur le bord externe la thyroïdienne supérieure accessoire ».

Donnons la parole à M. A. Broca (1). « Cela ne peut être qualifié de ligature préventive, car ces vaisseaux sont recouverts, lorsque la tumeur est un peu grosse, par la face postérieure de cette tumeur et leur recherche n'est pas aussi rapide qu'on le dit. La même remarque s'applique à la corne inférieure et là en outre la ligature en masse serait désastreuse.

Il faut donc après avoir mobilisé les veines thyroïdiennes du bord interne de cette corne, arriver jusqu'au sommet, puis là ménager les couches les plus postérieures du goitre et finir par une opération intra-capsulaire, ou bien comme Kocher, Maas, Rotter,

(1) A. Broca. *Dict. encyclopédique*, 1887.

se reporter plus en dehors pour aller lier le tronc de la thyroïdienne inférieure aussi près que possible de la carotide primitive. »

Nous ne partageons pas entièrement l'opinion de M. A. Broca. Quelles que soient les difficultés qu'on éprouve de la recherche de ces vaisseaux, la ligature doit être qualifiée de préventive puisqu'elle a pour but de *prévenir* l'hémorrhagie qui se produirait inévitablement si on sectionnait sans lier le tronc principal les branches qui en partent. Nous reconnaissons au contraire avec lui que ce procédé des *ligatures préventives* est défectueux et même dangereux. On perd dans la recherche de ces vaisseaux un temps considérable et bien souvent on s'aperçoit après des efforts soutenus que cette ligature à distance est irréalisable. Rappelons à ce propos la phrase de M. Maurice Jeannel : « Décidé à pratiquer ces ligatures j'ai vainement cherché à reconnaître les veines et les artères thyroïdiennes ; je n'ai trouvé tout autour de la tumeur qu'un plexus veineux très serré au milieu d'adhérences fibreuses très solides, mais de grosses veines je n'en ai point vu » (1).

De cette étude critique des ligatures préventives, nous pouvons conclure que la ligature des troncs principaux des membres dans le foyer opératoire même peut être conservée comme moyen d'hémostase préventive ; il faut au contraire rejeter sans regrets les ligatures à distance et les ligatures préventives dans le foyer opératoire, lorsque le tronc qui alimente la tumeur est profondément situé ou difficilement accessible.

Hémostase préventive par mouvements forcés des membres. — Ce procédé a pu rendre quelques services, mais ses indications sont extrêmement restreintes et son application incertaine. Aussi a-t-il été abandonné et n'a-t-il plus qu'un intérêt historique.

(1) Article Thyroïde de l'*Encyclopédie internationale de chirurgie.*

Hémostase préventive dans l'opération du phimosis. *Pinces à phimosis.* — Nous avons dit plus haut en décrivant les pinces de Ricord et de Panas, ce que nous pensions de ces instruments au point de vue de l'hémostase préventive. Nous n'y reviendrons pas. Ils sont d'une application trop restreinte pour qu'on puisse les considérer comme les bases d'une méthode d'hémostase par pincement des vaisseaux.

Hémostase préventive dans les opérations qui se pratiquent sur les membres par refoulement et compression circulaire au moyen de bandes. — Nous n'insisterons pas sur la compression par bandes de toile ou de flanelle comme on le faisait avant 1870. Ce procédé très imparfait donnait au chirurgien une fausse sécurité. Tantôt les bandes se rompaient au moment où l'on serrait le membre, tantôt elles s'allongeaient après la constriction et exerçaient par conséquent une compression incomplète des artères. L'invention d'Esmarch qui à la toile et à la flanelle a substitué un tissu élastique a réalisé un progrès considérable. Elle est encore actuellement employée d'une façon courante par la majorité des chirurgiens. Tout le monde la connaît et l'a vu maintes fois appliquer.

La pâleur de toute la portion du membre située au-dessous du point comprimé prouve d'une façon éclatante que le refoulement du liquide a été complet et que l'afflux du sang artériel y est devenu impossible. L'hémostase préventive est donc assurée complètement par ce procédé.

Nous n'essaierons pas de discréditer son appareil qui du reste a fait ses preuves. Que l'on se reporte aux temps de la compression digitale, des compresseurs anciens, et l'on verra facilement le pas considérable qu'il a fait faire à la chirurgie.

La suppression d'un nombre souvent considérable d'aides toujours gênants, la facilité d'examiner les parties malades et celles qui les entourent sans être aveuglé par le sang, la régularité de la pression sur toute la circonférence du membre sont des avantages qu'on ne saurait dédaigner.

Mais il n'est pas sans intérêt de retourner la médaille. Parmi les accidents que peut provoquer l'application de la bande d'Esmarch, les uns sont rares, et absolument étrangers à l'hémostase même, tels sont les paralysies de la motilité et de la sensibilité signalées par Langenbeck et Verneuil, les épanchements intra-articulaires décrits par Augier, enfin les phlébites et périphlébites avec abcès consécutifs (Verneuil). Nous n'en tiendrons pas compte.

Les autres accidents ou plutôt inconvénients de la bande d'Esmarch sont directement liés à l'hémostase et doivent par conséquent nous arrêter plus longtemps. Son inconvénient capital réside dans « la paralysie temporaire que détermine constamment son emploi sur la tunique contractile des vaisseaux, paralysie qui dure d'autant plus longtemps que la compression élastique a été plus rigoureuse et plus longtemps maintenue. Ce fait explique,ajoute M. Chauvel, l'abondance de l'écoulement sanguin post-opératoire ».

Nous avons tous été à même de la constater, principalement à la suite de résection du coude ou du genou. Cette hémorrhagie post-opératoire résiste souvent aux moyens hémostatiques, car elle se fait en nappes, et le pincement de quelques artérioles qui donnent ne suffit pas à l'arrêter. Laissons de nouveau la parole à M. Chauvel : « Il faut attendre une demi-heure, une heure pour que ce suintement soit complètement arrêté. Si l'on agit sur des parties enflammées, indurées ou très vasculaires, il faut placer de nombreuses ligatures et comme on ne peut pas ainsi qu'avec la compression digitale replacer l'appareil enlevé, il en résulte que dans certains cas, la perte de sang après l'opération, compense pour ainsi dire l'épargne faite pendant son exécution. Mais l'écoulement sanguin au début ne se fait pas seulement par les petits vaisseaux; souvent on voit jaillir des grosses veines profondes un véritable jet de sang. Nous avons été témoin de ce fait dans une amputation de la jambe et une amputation de la cuisse; et dans les 2 cas, il fallait poser un fil sur les veines. Or, il n'est pas possible après une amputation de procéder au pansement avant que le suintement sanguin soit au moins presque complètement arrêté. »

Nous avons pu vérifier nous-même la justesse de ce fait dans une opération que nous fîmes à une jeune fille de 17 ans, atteinte d'ostéo-myélite du fémur avec invagination d'un énorme séquestre.

La bande ayant été appliquée régulièrement, l'opération se fit pour ainsi dire à blanc.

Mais à peine l'avions-nous desserrée que nous vîmes s'élancer du fond de la plaie un véritable torrent de sang artériel et veineux. La bande ayant été machinalement resserrée par un aide le jet artériel disparut, mais le sang veineux s'écoula avec une abondance plus grande qu'auparavant. L'impossibilité où nous étions, je ne dis pas de voir, mais même de deviner d'où pouvait provenir ce sang, rendait la situation des plus critiques. Nous ne vînmes à bout de l'hémorrhagie qu'en jetant au hasard des pinces nombreuses au fond de la plaie et en enlevant complètement la bande.

Esmarch (1) lui-même avait remarqué cet inconvénient. Il dit en effet dans sa *Chirurgie de guerre :* « L'opération terminée, le lien élastique *ne doit pas être enlevé lentement,* mais *brusquement.*

L'hémorrhagie qui survient alors est ordinairement assez con-

(1) Esmarch. *Chirurgie de guerre*, traduction Rouge, de Lausame, 1879, publiée par Esmarch, 1877.

sidérable parce que les parois vasculaires sont paralysées par la compression.

Aussi faut-il avant d'enlever le lien constricteur prévenir l'écoulement sanguin, soit par le tamponnement de la plaie (dans les évidements, dans les nécrotomies), soit par la ligature des vaisseaux divisés (amputations, résections). » Il indique ensuite les divers moyens propres à arrêter l'hémorrhagie post-opératoire.

Nombre de chirurgiens à qui l'on pourrait certainement reprocher de s'être montrés trop sévères ont entièrement abandonné la bande d'Esmarch en raison des complications post-opératoires (1).

D'autres moins radicaux ont continué à l'employer tout en s'efforcant de combattre cette hémorrhagie consécutive.

M. Nicaise s'est fort bien trouvé de l'emploi de la compression au moyen d'une éponge imbibée d'une solution phéniquée au 40° ; Houzé de l'Aulnoit, de la position verticale du membre ; Esmarch, des douches glacées ; Verneuil, des pulvérisations phéniquées.

S'il nous est permis de donner notre humble avis, nous dirons que la bande d'Esmarch peut être employée très avantageusement dans les opérations de courte durée, superficielles, dans lesquelles les lèvres de la plaie peuvent être facilement rapprochées et comprimées par les sutures mêmes, telles que par exemple : les lipomes peu volumineux des membres, les kystes sébacés ou les néoplasmes peu étendus, et dans les amputations en général, à la condition d'opérer vite.

Mais nous croyons qu'il faut la proscrire toutes les fois qu'il s'agit d'une opération *sérieuse* portant sur le squelette des membres, telle que par exemple l'ablation de séquestres du fémur, du tibia, du péroné ; de résection fémoro-tibiale ou tibio-tarsienne,

(1) De La Gorce. Thèse, Paris, 1879.

ou bien encore de tarsotomie. Les mêmes remarques s'adressent au membre supérieur où les opérations offrent avec les précédentes la plus grande analogie.

Les hémorrhagies *secondaires* sont beaucoup plus rares. Elles ont été néanmoins observées. Quelques chirurgiens anglais pour cette raison ont cru devoir abandonner entièrement la bande d'Esmarch et recourir à l'élévation du membre suivie de l'application du tourniquet (Chauvel).

En tant que *méthode* d'hémostase préventive, nous ferons à la bande d'Esmarch le reproche de n'être pas générale. Cette bande, en dehors des inconvénients que nous avons signalés, n'est applicable qu'aux membres. L'aisselle et le pli de l'aine ne sauraient être comprimés exactement et régulièrement par ce procédé. Les jets de bande obliquement disposés ont une tendance à glisser, ou, cas plus rare, à s'enrouler en corde: « Des tentatives de compression de la sous-clavière sous la 1re côte en entre-croisant à ce niveau les deux chefs du tube de caoutchouc dont le plein s'appliquait dans l'aisselle ne nous avaient pas donné de bons résultats, et il était impossible le plus souvent d'empêcher les tours de se déplacer en dehors et en bas, et même en les faisant maintenir par un aide nous ne pouvions dérouler les circulaires de la bande superposés dans le creux axillaire de façon à mettre à nu la région.

Un 8 de chiffre des deux aisselles fait avec la bande gênait la respiration, comprimait les veines du cou et produisait une congestion de la face par arrêt de la circulation de retour » (Chauvel) (1).

Esmarch lui-même avait reconnu l'insuffisance de sa bande au point de vue de l'hémostase préventive lorsqu'elle était appliquée

(1) Recherches expérimentales et cliniques sur l'ischémie temporaire pendant les opérations. *Archives générales de médecine*, juin 1875.

au pli de l'aine. Il recommande en effet dans les désarticulations et résections de la hanche de se servir soit du compresseur aortique de Pancoast, soit de son *propre compresseur* (voir chapitre des Compresseurs).

Donc si la bande esmarchienne peut être appliquée dans certains cas sur la continuité des membres, on doit la rejeter sans hésitation lorsqu'il s'agit de l'aisselle, du pli de l'aine et à plus forte raison du tronc.

Pinces-compresseurs de Péan. — Les inconvénients de la bande d'Esmarch ont suggéré à M. Péan, il y a environ 4 mois, l'idée de faire construire par M. Mathieu une série de pinces auxquelles on peut donner le nom de *pinces-compresseurs*. Elles se composent de deux branches terminées par des anneaux qu'on peut maintenir rapprochés au moyen d'une crémaillère à crans. L'articulation ne présente rien de particulier.

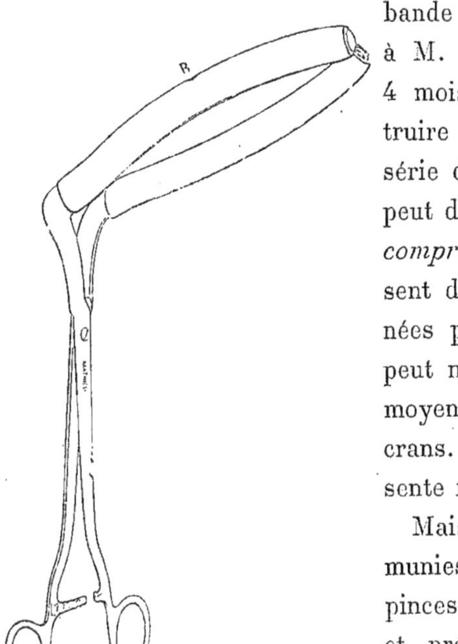

FIG. 23. — Pince-compresseur de Péan munie de sa gaine de caoutchouc.

Mais ces pinces au lieu d'être munies de mors comme les pinces à hémostase temporaire et préventive de Péan, présentent à leur extrémité deux arcs métalliques à convexité externe, dont la longueur l'emporte de beaucoup sur la largeur. Leur forme lorsque la pince est fermée est celle d'un ovale à grand axe longitudinal. Cet ovale métallique est construit de telle sorte que son grand axe est toujours supérieur au diamètre du segment de membre sur lequel la pince doit être appliquée. Ce détail de construction a son importance : on évite ainsi la compression circulaire du membre. Les deux arcs ont une longueur et une courbure égales, afin que la pression soit la même sur les deux faces du membre comprimé. Leur direction est à peu près perpendiculaire à l'axe des branches.

Les pinces-compresseurs sont destinées aux membres et à leurs segments.

Nous avons pu voir chez M. Mathieu des pinces-compresseurs de la cuisse, de la jambe, du bras, de l'avant-bras, du poignet, des doigts et des orteils. Leur force et leurs dimensions varient naturellement suivant les régions auxquelles elles sont réservées. C'est ainsi qu'à côté de l'énorme pince-compresseur de la cuisse, se voit la petite pince des doigts dont les dimensions respectives sont de beaucoup inférieures.

Les crans de la crémaillère permettent d'employer ces pinces quel que soit le diamètre du membre pour un même segment. Il suffit de les serrer, lorsque le membre est grêle.

Leur application est simple. On engaine dans un tube de caoutchouc les deux arcs métalliques pour rendre plus douce la pression de leurs bords, et on ischémie préalablement le membre. Cette ischémie, inutile lorsqu'il s'agit des doigts et des orteils, pourrait se faire par l'enroulement d'une bande élastique. M. Péan préfère placer le membre dans la situation verticale avant de l'enserrer dans ses pinces-compresseurs.

Celles-ci doivent être placées de telle façon que la concavité des arcs réponde à la surface convexe du segment à opérer.

Les expériences faites jusqu'à présent montrent que sans exercer une pression bien grande, on arrête complètement la circulation artérielle au-dessous du point comprimé.

Nous devons avouer en toute sincérité n'avoir jamais eu l'occasion de voir appliquer les pinces-compresseurs. Nous pouvons néanmoins porter par déduction un jugement qui ne sera ni prématuré ni par trop hypothétique. La forme de l'ovale métallique dont le grand axe est supérieur à celui du membre à comprimer supprime la compression *circulaire* du membre, comme on l'obtient forcément avec les compresseurs instrumentaux, la bande d'Esmarch et la bande réglementée de Houzé de l'Aulnoit.

De plus, la pince-compresseur étant placée perpendiculairement à *l'axe des vaisseaux* principaux du membre, le maximum

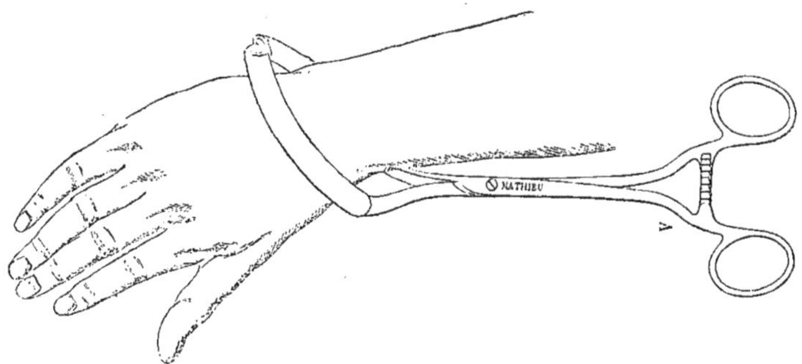

FIG. 24. — Pince-compresseur appliquée à l'hémostase préventive pour une opération de la main.

de compression existe justement au niveau de ces vaisseaux. Elle va en diminuant à mesure qu'on se rapproche des parties latérales. Les tissus fuient pour ainsi dire la compression en s'étalant vers les extrémités libres de l'ovale qu'ils tendent à remplir. Dans ces conditions la pression du membre n'est pas *totale*. Les gros troncs sont bien comprimés; les capillaires ne le sont que moyennement.

On évite ainsi les hémorrhagies en nappe post-opératoires par paralysie des parois des capillaires que nous avons signalées comme un des principaux inconvénients de la bande d'Esmarch.

Pour les mêmes raisons, on n'a pas non plus à craindre les troubles paralytiques de la motilité et de la sensibilité.

Que dire de la phlébite et de la périphlébite par compression des troncs vasculaires? Cette complication assez rarement observée du reste se produira-t-elle jamais avec les pinces-compresseurs ? Nous ne saurions le dire. L'avenir sera meilleur juge que nous.

Les pinces-compresseurs offrent sur les instruments qui ont avec elles une certaine analogie de principe l'avantage considérable de pouvoir être appliquées avec rapidité et facilité.

A ce point de vue, elles seront d'une grande utilité dans la chirurgie de guerre. Les pinces-compresseurs suppriment les aides souvent gênants. Elles n'ont pas comme la bande d'Esmarch l'inconvénient énorme d'être irrévocablement salies par le sang ou souillées par des liquides septiques. Par contre, leur application nous paraît difficile sinon impossible dans les régions où dominent les massifs osseux, comme au niveau du tarse et du métatarse où les artères sont à l'abri de toute compression. Nous terminerons cette étude en disant que les nouvelles pinces-compresseurs remplaceront avantageusement la bande d'Esmarch dans nombre d'opérations et pourront être de précieux adjuvants du pincement préventif dans les opérations des membres.

Hémostase préventive par liens de caoutchouc. — Ce procédé qui ne saurait être employé que dans des cas spéciaux mérite d'être conservé. Il pourra dans l'ablation d'une tumeur à pédicule large et épais être un auxiliaire très utile du pincement préventif. Dans la partie pratique de notre travail, on trouvera du reste plusieurs exemples de combinaisons des différents procédés d'hémostase préventive. Nous devons faire la même remarque pour la compression préventive de la base des tumeurs au moyen d'anses métalliques.

Nous passons sous silence les autres procédés tels que ceux de Richard Davy et d'Antonin Poncet qui n'offrent guère qu'un intérêt historique et dont nous avons déjà fait une courte critique lorsque nous les avons décrits.

Hémostasie préventive par pincement des vaisseaux. — Le pincement préventif, tel que le pratique M. Péan, suivant des règles, toujours les mêmes, et toujours raisonnées, est certainement la méthode de choix.

De tous les procédés que nous avons passés en revue, lui seul est général et applicable à tous les cas, quelle que soit la région où se passe l'opération. Notre avis est donc tout à fait contraire à celui de M. le professeur Tillaux, lorsqu'il dit, dans son Traité de chirurgie clinique de 1886, à l'introduction : « Il existe un très grand nombre de cas où l'hémostase préventive est inapplicable : sur le tronc, sur le cou, la face, etc. » Cette proposition était vraie autrefois. Depuis que M. Péan a doté la chirurgie des nombreuses pinces que nous avons décrites plus haut, les difficultés qui paraissaient insurmontables au point de vue de l'hémostasie préventive se sont évanouies.

Malgré les nombreux travaux qui ont été publiés sur le pincement préventif par M. Péan et ses élèves, malgré l'inanité des reproches qu'on a pu adresser à ce procédé, peu de chirurgiens l'emploient méthodiquement et complètement; tel ne l'a adopté que pour l'ablation des tumeurs linguales, tel pour l'hystérectomie vaginale totale, tel enfin pour l'ablation des tumeurs des lèvres, etc.

Ce fait est difficile à expliquer. Lorsqu'on a eu l'avantage de voir appliquer le pincement préventif dans un nombre considérable d'opérations, lorsqu'on en a pu vérifier les résultats vraiment surprenants, on reste étonné de la réserve des chirurgiens.

Si les faits pratiques que nous exposons dans notre travail

sollicitent quelques-uns à *tenter* l'emploi méthodique du pincement préventif, nous aurons atteint notre but.

Expérimenter un pareil procédé, c'est presque l'adopter, car il est impossible qu'on n'en reconnaisse pas rapidement la supériorité.

Le pincement préventif est donc une méthode d'hémostase générale, mais ce procédé se modifie et se transforme suivant les opérations qu'on doit faire, suivant la région où elles portent. Extrêmement facile et simple dans certains cas, il se complique dans d'autres et exige de la part de l'opérateur de l'habileté et une certaine expérience de la méthode. Mais il faut toujours avoir à l'esprit ce fait capital que quelle que soit l'inexpérience du chirurgien en la matière, il arrivera toujours à un résultat autrement favorable qu'avec les autres procédés, pour peu qu'il s'astreigne à disposer ses pinces d'une façon raisonnée, en se basant sur la distribution anatomique des vaisseaux de la région.

L'habitude de *bien pincer* les vaisseaux s'acquiert rapidement et dès lors disparaît la crainte du sang qui pour les chirurgiens était le commencement de la sagesse.

Le *pincement préventif* est facile lorsque par la simple application d'une ou de plusieurs pinces sur le point d'implantation de la tumeur, on interrompt complètement la circulation sanguine dans tout son territoire. Il est au contraire un peu plus difficile lorsque les tumeurs ont un pédicule large et épais ou se trouvent situées dans des régions difficilement accessibles.

Pour bien faire comprendre cette méthode, il importe que nous la décrivions sous toutes ses formes et que nous montrions les modifications qu'elle subit suivant les nécessités de l'opération.

a) Pincement préventif d'emblée total. — Le pincement préventif peut être dit d'*emblée total* lorsque par la simple disposition des pinces on réalise l'ischémie complète préventive de la région où se fait l'opération, nous en trouvons un exemple dans l'ablation des tumeurs superficielles ou profondes dont le pédicule est long et grêle.

b) Pincement préventif total et progressif. — On peut dire au contraire que le *pincement préventif est total et progressif* lorsqu'on n'arrive à réaliser l'hémostase que par l'application successive et progressive des pinces à hémostase préventive.

On en verra un exemple dans l'ablation du rectum décrite plus loin.

Ce mode est applicable toutes les fois qu'une tumeur ou qu'un organe présente avec les parties voisines des connexions intimes.

Chacun de ces deux modes de pincement peut être subdivisé en 2 variétés. Quelques exemples suffiront à les établir et à les justifier.

Prenons le premier mode : le *pincement préventif d'emblée total*.

1re Variété. *Direct*. — Nous avons à enlever une tumeur pédiculée de la peau ; une pince à mors suffisamment longs est placée sur ce pédicule que nous sectionnons *immédiatement* au-devant des mors de la pince. Nous donnons à cette variété le nom de pincement préventif d'*emblée total direct*.

2e Variété. *Indirect*. — Admettons maintenant qu'il s'agisse de l'ablation d'une tumeur bien circonscrite du lobule du nez. Les pinces appliquées, tel qu'on le verra plus loin, à la partie postérieure des ailes du nez interrompent d'une façon absolue comme dans le cas précédent la circulation artérielle, mais la section dans le cas particulier est faite *à distance* des pinces contrairement à ce que nous venons de voir. Cette variété sensiblement différente de la précédente peut être dénommée pincement *préventif d'emblée total indirect ou à distance*.

Que si l'on objecte que rien n'empêche le chirurgien de placer les pinces au ras de la tumeur, nous dirons que la nécessité d'avoir un champ opératoire aussi vaste que possible et le souci de ne rien laisser du tissu morbide l'y contraignent souvent.

Le pincement préventif total progressif peut être aussi direct ou indirect suivant qu'on laisse entre les mors des pinces et la partie morbide à enlever une étendue plus ou moins grande de tissu sain.

Disons sans plus tarder que le *pincement préventif total direct* trouve des applications beaucoup plus fréquentes, car le chirurgien n'a le plus souvent aucun intérêt à sectionner les tissus sains loin des mors de la pince.

Il lui faut au contraire suivre aussi près que possible la tumeur pour ne point risquer de blesser les organes voisins.

c) PINCEMENT PRÉVENTIF COMBINÉ. — La disposition anatomique des vaisseaux de certaines régions s'oppose parfois à l'hémostase préventive totale.

Les tumeurs qui s'y développent reçoivent du sang non seulement par leur périphérie, mais encore par leur partie profonde. Si par une disposition spéciale des pinces, on peut interrompre la circulation périphérique, il n'en est souvent pas de même des vaisseaux de la base qui échappent à toute compression préventive. C'est ici le lieu d'employer un autre mode de pincement auquel on peut donner le *nom de pincement préventif combiné.*

La dénomination est juste, car on *combine* effectivement le pincement *après section* au pincement *préventif.* Nous aurons occasion dans la suite de donner de ce mode de pincement de nombreux exemples.

Comme les précédents, il peut être subdivisé en *préventif combiné direct* et *combiné indirect.*

1re VARIÉTÉ. *Direct.* — L'amputation d'un membre où après pincement préventif du vaisseau principal, on sectionne les tissus directement dans le foyer en pinçant les vaisseaux sectionnés est un exemple de la première variété.

2e VARIÉTÉ. *Indirect.* — L'ablation d'un angiome de la joue qui nécessite l'application de nombreuses pinces sur les lèvres, le nez, les paupières, etc., à une distance considérable du champ opératoire et le pincement ultérieur des vaisseaux de la base après section fait comprendre comment *le pincement préventif combiné peut être indirect.*

Que le pincement soit préventif d'emblée total, progressif, ou combiné, il peut être préventivo-temporaire ou préventivo-définitif. Ces termes indiquent simplement comment l'opération a été terminée.

d) Pincement préventivo-temporaire. — Le chirurgien après l'ablation du lobule du nez, pour prendre le même exemple, a-t-il enlevé les pinces immédiatement après suture des parties cruentées, ou peu de temps après, *l'hémostasie a été préventivo-temporaire.*

e) Pincement préventivo-définitif. — A-t-il au contraire comme dans l'hystérectomie vaginale confié à ces pinces laissées en place, l'hémostase ultérieure, le *pincement a été préventivo-définitif.*

f) Pincement préventif simple. — Le pincement préventif tantôt est employé seul, tantôt est combiné avec d'autres procédés d'hémostase préventive. Dans le premier cas, *il est simple*, dans le second cas au contraire *composé.*

g) Pincement préventif composé. — Comme exemple de *pincement préventif composé*, on verra plus loin la relation de quelques opérations dans lesquelles on dut se servir outre des pinces, de la ligature élastique et de la ligature métallique du pédicule.

Nous résumons dans le tableau synoptique suivant les différentes variétés du pincement préventif des vaisseaux tel que nous l'avons vu employer par M. Péan.

Pincement			
Pincement préventif *simple*.........			On ne se sert que de pinces.
— — *composé*......			Concurremment avec les pinces, on emploie un autre procédé d'hémostase (compression digitale, ligature élastique, ligature métallique, etc.).
Pincement préventif d'emblée total.	Hémostase réalisée *complètement* par la simple disposition des pinces avant l'opération.	A.— *Direct*	La section porte immédiatement au-devant des mors de la pince ou à une faible distance. Ex. : tumeurs à pédicule grêle.
		B.– *Indirect*	La section porte à une certaine distance des mors. Ex. : ablation du lobule du nez. Opération du bec-de-lièvre, etc.
Pincement préventif progressif	Hémostase réalisée par l'application progressive des pinces à mesure qu'on morcelle la tumeur.	A.— *Direct* (presque toujours)	La section est faite tout près des mors des pinces. Ex. : ablation du rectum cancéreux.
		B.–*Indirect* (rare)	La section laisse au-devant des mors de la pince une certaine étendue de tissus sains, comme il arrive dans la désinsertion des ligaments larges au début d'une hystérectomie vaginale par morcellement.
Pincement préventif combiné.	Après avoir assuré l'hémostase préventive en ischémiant autant que possible une région par pincement, le chirurgien place, pendant le cours de l'opération, sur les vaisseaux qui saignent, des pinces hémostatiques.	A.— *Direct*	Ex. : amputation de cuisse dans laquelle on pince préventivement les gros vaisseaux dans le foyer même de l'opération. Les autres vaisseaux sont pincés après avoir été sectionnés.
		B.–*Indirect*	Les pinces sont placées à *distance* du champ opératoire. L'ischémie n'ayant pu être d'emblée totale, le chirurgien pince les autres vaisseaux après les avoir sectionnés. Ex. : ablation d'un angiome de la joue.
Pincement préventivo-temporaire.			Les pinces sont enlevées immédiatement après la suture ou peu de temps après, de 5 minutes à 2 heures.
Pincement préventivo-définitif...			Les pinces sont laissées en place 12, 24, 48 ou 72 heures suivant l'importance ou le calibre des vaisseaux.

Examinons maintenant une question très importante au point de vue de l'hémostase préventive : le pincement influe-t-il sur la vitalité des tissus ? Il importe de l'étudier avec soin afin de dissiper la prudente méfiance de certains chirurgiens.

Dans le cours des opérations, quelques opérateurs et non des moins habiles, prennent, *pour ne pas pincer la peau*, des précautions infinies.

Ce fait nous avait frappé, et nous en étions arrivé à croire que le tégument externe était pour ainsi dire le noli me tangere de la forcipressure.

Nos idées ont été absolument bouleversées, lorsque nous vîmes au contraire la *désinvolture* avec laquelle M. Péan la pinçait de toutes parts. Il nous parut tout d'abord difficile de concilier cette craintive réserve et cette confiante assurance. L'une et l'autre cependant reposaient sur une expérience clinique.

Il est notoirement connu que l'application de serre-fines sur la peau pour peu qu'elles soient laissées plus de 12 heures en place donne lieu à de petites eschares, dont l'élimination et la cicatrisation demandent toujours un temps plus ou moins long. Cette expérience clinique avait sa valeur. Il devait en être de même pour les pinces. Aussi fallait-il éviter soigneusement d'enserrer entre leurs mors un organe si délicat.

M. Péan, d'autre part, ayant depuis plus de 20 ans appliqué ses pinces sur la peau, sans avoir observé le moindre accident, n'avait aucune raison de craindre les funestes effets de la forcipressure.

De prime abord, des résultats cliniques si différents sont bien faits pour étonner, mais ils s'expliquent, si on se donne la peine d'examiner tant soit peu les conditions de l'expérimentation dans l'un et l'autre cas.

On se convainct facilement qu'il n'existe aucune analogie entre l'*hémostase définitive* obtenue comme autrefois au moyen de serre-fines et le pincement *préventivo-temporaire* tel que l'emploie M. Péan.

Les conditions diffèrent et par le *mode de pression* et par *sa durée*. Dans l'hémostase par application de serre-fines, la compression s'exerçait sur une surface d'étendue *petite* et d'épaisseur *faible*, et sa durée était *longue:* mortification de la peau. Nul doute qu'avec le pincement, toutes choses égales d'ailleurs, on n'arrivât au moins au même résultat.

Que se passe-t-il dans le pincement préventivo-temporaire : la peau est au contraire comprimée pendant un temps toujours *très court* sur une étendue *grande* et sur une épaisseur assez *considérable :* pas de mortification de la peau.

A ce propos, il est bon de faire remarquer qu'on doit se servir dans la compression de la peau de toute *la longueur des mors*. C'est le meilleur moyen de répartir également la pression. Lorsqu'on comprime avec l'extrémité de la pince, la partie saisie est fatalement très restreinte. D'autre part, contrairement à ce qu'on serait en droit de supposer d'après la théorie des leviers, l'extrémité de la pince comprime avec plus de force que le reste des mors. Ceci tient à un vice de fabrication : seules en effet, les extrémités de la pince, pour peu que les mors aient une certaine longueur, s'appliquent d'une façon rigoureuse l'une contre l'autre.

Aussi pour nous placer dans les meilleures conditions possibles, suivons l'exemple de M. Péan : saisissons la peau en même temps que les tissus sous-jacents en nous servant de la totalité de la longueur des mors et n'exerçons sur eux qu'une pression temporaire. De cette façon, nous comprimerons et n'écraserons pas.

Dans le pincement préventivo-définitif au contraire, les pinces laissées en place 12, 24, 48 et 72 heures suivant le calibre des vaisseaux, déterminent une mortification indéniable des tissus, mais cette mortification est *voulue* et ne saurait par conséquent ni nous surprendre ni nous émouvoir. Empressons-nous de dire que ce mode de pincement n'est jamais appliqué à la peau.

Il reste à fixer le temps minimum de pression capable de produire une eschare de la peau. Cette expérience du reste irréalisable n'a pas été faite.

Il existe par suite une vaste zone où règne l'indécision ; mais fort heureusement pour la pratique la zone dans laquelle le chirurgien peut évoluer sans crainte est assez spacieuse pour qu'il n'ait jamais envie de la franchir.

On peut dire d'une façon générale qu'*une pince appliquée sur la peau dans les conditions que nous avons indiquées plus haut peut être laissée en place une heure et même plus sans produire d'eschare* ; bien plus, lorsque l'opération a été faite suivant les règles de l'antisepsie, on peut être certain que la réunion se fera par première intention.

Il est rare cependant que la compression s'exerce plus d'une demi-heure. Ce temps suffit le plus souvent à assurer l'hémostase à cause du calibre généralement considérable des vaisseaux de la peau. Le seul inconvénient consiste dans l'empreinte que laissent les mors sur la surface cutanée. Elle peut être assez profonde lorsque ces derniers sont forts ou lorsque la pression a été longue, mais, quelle qu'en ait été l'intensité ou la durée, cette empreinte ne met jamais plus de huit à quinze jours à s'effacer. Au bout de ce temps, elle n'est plus représentée que par une petite cicatrice alternativement rosée et blanchâtre qui disparaît à la longue.

Pour ce qui concerne les muscles, le pincement est encore plus bénin si possible. Ceux-ci peuvent être pincés pendant trois et quatre heures sans danger de mortification ; on en verra plus loin des exemples concluants.

Le pincement des nerfs fait d'une façon immédiate pourrait déterminer des troubles fonctionnels sérieux, mais tel n'est pas le cas dans le pincement préventif où la pression est toujours médiate. Dans ces conditions les faisceaux nerveux qui constituent le tronc sont comprimés, mais les cylindres-axes ne sont pas écrasés et les paralysies de la motilité et de la sensibilité qu'on observe parfois sont passagères et n'offrent aucun caractère de gravité.

La résistance des troncs nerveux à la pression est très grande. Il suffit pour établir ce fait de rappeler avec quelle rapidité le nerf radial comprimé pendant des semaines dans un cal vicieux reprend ses fonctions, lorsque par une opération on fait cesser la compression.

Le chirurgien peut donc pincer hardiment les tissus sans se préoccuper outre mesure des nerfs qui se trouvent dans le voisinage. Le pincement, comme nous venons de le dire, n'influe en rien sur la vitalité des tissus, aussi est-il absolument inutile de s'efforcer, comme on le fait habituellement, de pincer *exactement* les vaisseaux sectionnés, en prenant bien garde d'enserrer entre les mors de la pince les tissus qui les entourent. La pince doit agir non pas comme un écraseur, mais comme un simple agent compresseur. Elle doit par conséquent accoler les parois du vaisseau et non les dilacérer. Cette condition est réalisée lorsqu'on *pince en masse la région qui saigne* en se servant des mors dans toute leur longueur. Cette pratique est non seulement rationnelle, mais encore extrêmement avantageuse au point de vue de l'épargne sanguine. La rapidité avec laquelle est faite l'hémostase est vraiment remarquable ; qu'on s'évertue au contraire à poursuivre *le vaisseau*, on s'expose à de nombreux mécomptes.

Les vaisseaux sectionnés sont parfois difficiles à trouver à cause de la rétractilité de leurs parois ; parfois lorsqu'après bien de la peine on a réussi à y appliquer une pince, on est étonné de voir l'hémorrhagie continuer. C'est qu'en effet les parois vasculaires sont parfois d'une telle friabilité qu'elles se déchirent sous la pression de la pince.

De plus, le pincement du vaisseau parallèlement à son axe est loin d'être hémostatique lorsque son calibre est supérieur au diamètre de l'extrémité de la pince. Enfin ce mode défectueux de forcipressure a le désavantage d'encombrer de pinces nombreuses le champ opératoire, car chaque vaisseau qui saigne exige l'application d'une pince nouvelle.

Le pincement en masse de la région saignante supprime tous ces inconvénients. Les vaisseaux pincés toujours perpendiculairement ou obliquement à leur axe ne donnent plus de sang et souvent une source multiple d'hémorrhagie est tarie par l'application d'une seule pince.

Il est vrai que les parois vasculaires n'étant qu'accolées, la résistance qu'elles offrent à la pression sanguine est moins considérable. Ce minime inconvénient est négligeable, l'expérience ayant démontré que l'hémostase temporaire suffit amplement pour les vaisseaux de petit calibre. On y remédie d'autre part facilement soit par la ligature ultérieure, soit par la filopressure, soit enfin, lorsque le vaisseau est volumineux ou profondément situé, par le pincement définitif.

Tout n'est donc pas de pincer : *il faut savoir bien pincer*. Nous recommandons à ce propos la lecture extrêmement intéressante et instructive d'un *petit drame* opératoire raconté par M. le professeur Verneuil dans ses Mémoires de chirurgie (page 628) ; on y verra avec quelles difficultés on peut se trouver aux prises si ayant affaire à des parois vasculaires particulièrement friables, on s'acharne à pincer le vaisseau directement de l'extrémité des mors de la pince.

Il faut donc s'habituer à pincer rapidement les surfaces saignantes, qu'elles se trouvent dans le voisinage de la peau ou d'un tronc nerveux, car c'est vraiment là la seule manière d'épargner le sang des opérés.

CHAPITRE III

Description schématique du morcellement.

Le morcellement est un procédé opératoire qui a été soumis en 1873 à l'Académie de médecine par M. Péan. Il consiste dans son essence à enlever les tumeurs progressivement par morceaux. De nombreux travaux sur le morcellement ont été suggérés par M. Péan à ses élèves. Pour n'en citer que quelques-uns, rappelons la thèse de Chrétien sur la *Thyroïdectomie* (1888), la thèse de Secheyron sur l'*Hystérectomie vaginale* (1888), et le travail de Lapervenche paru dans la *Gazette des hôpitaux*. M. Péan lui-même a fait paraître un Traité du morcellement appliqué à l'ablation des tumeurs (1887). Il serait superflu par conséquent de nous étendre longuement sur ce sujet. L'étude schématique que nous en faisons a pour but de familiariser le lecteur avec une méthode qu'il rencontrera à chaque instant dans nos descriptions opératoires et qui vient compléter le pincement préventif des vaisseaux auquel elle se trouve souvent combinée.

L'idée de morceller les tumeurs a été suggérée à M. Péan par ce fait constant en anatomie pathologique que « la plupart des tumeurs sont peu vasculaires dans leur portion centrale, tandis que les vaisseaux qui les nourrissent, abondent à leur périphérie où ils augmentent de nombre et de volume à mesure qu'elles s'accroissent. Il n'est guère que les tumeurs angiomateuses qui fassent exception à cette règle ».

D'après ces données, pour perdre la quantité minima de sang, il faut attaquer ces tumeurs par leurs parties centrales de façon à voir nettement, celles-ci enlevées, tout le réseau vasculaire qui les entoure. Pour atteindre ce centre, il faut forcément sectionner sur une certaine étendue la capsule vascularisée périphérique.

La partie que l'on choisira de préférence doit être superficielle, tangible et visible afin que l'application des pinces à hémostase préventive soit aisée; elle correspond au point culminant de la tumeur à laquelle pour plus de commodité nous supposerons une forme sphérique.

Une longue incision cutanée menée d'un point de la base à un autre en passant par la plus grande circonférence de la tumeur divise la peau qui l'entoure en deux parties égales. Elle découvre la capsule d'enveloppe sur une longue étendue, mais sans l'intéresser. Il convient alors pour mettre à nu la tumeur de faire la section de sa capsule. Voici comment on procède :

On enfonce sous sa face profonde au point culminant de la tumeur l'un des mors de deux longues pinces disposées parallèlement l'une à l'autre et on les ferme : si dans ces conditions on incise entre leurs mors la capsule pincée, pas une goutte de sang ne s'écoule. Poursuivant cette manœuvre de haut en bas sur chacune des pentes de la tumeur, on arrive peu à peu à sectionner la capsule jusqu'à sa partie la plus déclive sans avoir eu à craindre un seul instant la présence des nombreux vaisseaux qui la sillonnent. Il ne reste plus qu'à morceler cette tumeur elle-même. Pour cela, le chirurgien la divise suivant son grand axe qui correspond à l'incision capsulaire dans toute sa hauteur jusqu'à ce qu'il arrive à la base même de la tumeur, comme s'il s'agissait de fendre en deux parties égales un melon sans intéresser la serviette par exemple sur laquelle il reposerait. Si la tumeur est peu volumineuse et facilement décorticable les doigts passés sous sa base attireront successivement chacune des deux moitiés et les sépareront de leur capsule. Si elle est au contraire volumineuse, on fendra chacune des deux moitiés comme on avait fait pour le tout et on les enlèvera séparément. Suivant les nécessités, on sera amené à la diviser en un nombre plus ou moins grand de parties. De cette façon on aura extrait la tumeur entière *par morceaux* avant d'avoir touché un seul point de la capsule.

On se trouve alors en présence d'une cavité dont les parois sont formées par la capsule d'enveloppe doublée de la peau. Il reste à l'enlever. La chose est facile. Réservant la quantité de peau suffisante à recouvrir ultérieurement la plaie opératoire, on place à la distance jugée nécessaire une pince à mors longuets qui comprime dans ses mors peau et capsule et on les coupe simultanément au-devant de cette pince. Si la base est longue, plusieurs pinces y seront progressivement placées jusqu'à ce que la section de la peau et de la capsule soit complète.

On agira de même pour l'autre moitié de la capsule. Seule la partie capsulaire de la sphère tangente aux parties profondes reste dans la plaie. Elle est insignifiante. On l'enlèvera suivant la méthode que nous indiquerons un peu plus loin, ou on l'abandonnera dans la plaie en ayant soin de placer dans la capsule quelques sutures profondes qui, en même temps qu'elles rapprochent les lèvres de la plaie compriment les vaisseaux capsulaires (filopressure).

Supposons maintenant que nous ayons affaire à une tumeur solidement adhérente aux tissus voisins et dont l'énucléation est par conséquent impossible : tels par exemple certains fibromes utérins.

Le morcellement dans ce cas doit être fait suivant les règles que nous venons d'établir, le chirurgien atteint d'emblée le centre de la tumeur par l'incision de la capsule et partant de ce centre avance progressivement vers la périphérie en enlevant des morceaux plus ou moins gros de la tumeur. Pour employer une comparaison un peu frappante, le chirurgien se comporte à l'égard de la tumeur comme un rat qui après s'être frayé une brèche dans un fromage de Hollande, ne consentirait à en sortir qu'après avoir mangé tout ce qui se trouve à l'intérieur de la coque. Tel est le mécanisme fondamental du morcellement, mais l'opération n'est pas terminée.

Pour qu'elle soit complète, il faut enlever la capsule. La plus grande partie de celle-ci peut être abrasée en même temps que la peau ou la muqueuse au-devant de pinces préventivement appliquées. L'autre est ensuite enlevée de haut en bas à petits coups, toujours en suivant les pinces qu'on a placées sur les bords de la capsule. S'il arrive que quelques vaisseaux de sa périphérie viennent à donner, comme on s'est débarrassé de toute la masse de la tumeur, qu'on voit parfaitement tout ce que l'on fait, et qu'on opère pour ainsi dire sur une surface plane, rien n'est plus facile que de saisir le vaisseau saignant avec une pince hémostatique ordinaire et d'arrêter le flot sanguin.

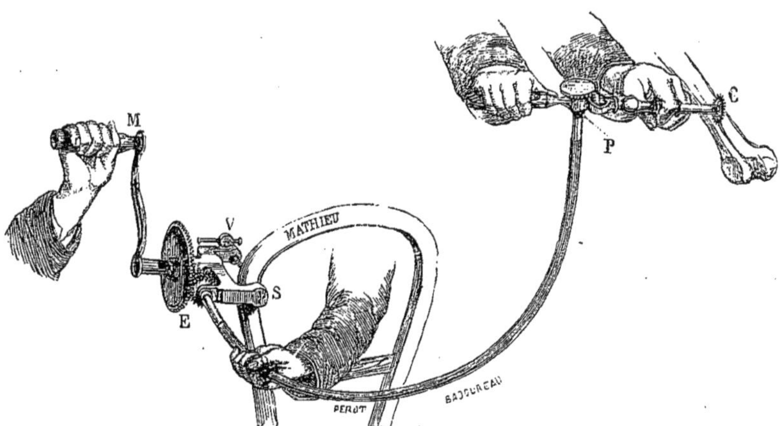

Fig. 25. — Polytritome de M. Péan pour faire une brèche dans les tumeurs osseuses (1er temps de leur morcellement).

Le morcellement est une méthode générale, applicable à toutes les tumeurs, qu'elles soient solides, demi-solides ou liquides.

Le *premier temps* opératoire est le même dans ces trois cas incision de la capsule.

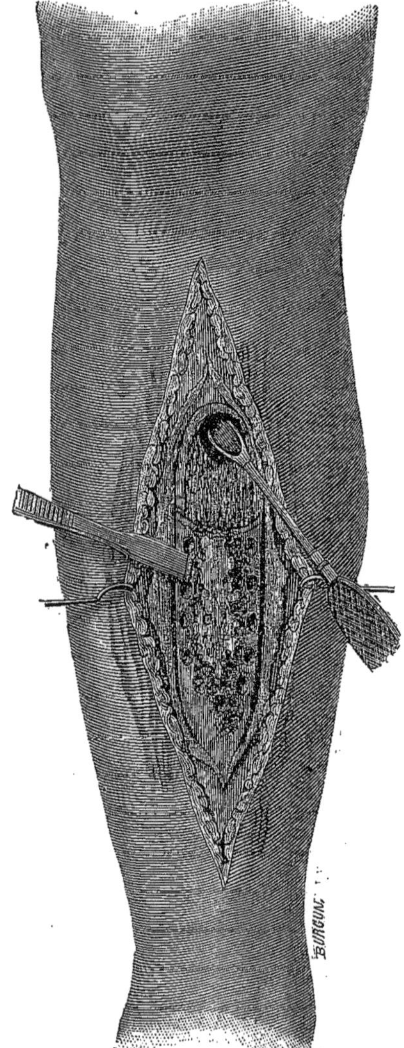

Fig. 26. — Morcellement d'une tumeur osseuse. (Évidement.)

Le mode de section varie suivant la consistance de la capsule. Lorsqu'elle est celluleuse, une simple sonde cannelée permettra d'en faire la discission. Si elle est de consistance moyenne, le bistouri et les ciseaux suffiront à l'entamer. Lorsqu'elle est au contraire extrêmement dure comme dans des tumeurs osseuses par exemple, on arrive au centre de la tumeur en faisant au moyen d'instruments spéciaux (polytritome (fig. 25), gouge et maillet, couronnes de trépan) une brèche à la capsule osseuse.

Le *second temps* (évidement de la tumeur) est également variable suivant le degré de consistance de la masse intra-capsulaire.

Pour les tumeurs solides, comme les fibromes, lipomes, enchondromes, l'emploi du bistouri ou de forts ciseaux est suffisant.

Les tumeurs demi-molles, telles que les myxo-sarcomes, les

tuberculoses ganglionnaires à forme caséeuse peuvent être morcelées par grattage au moyen de la spatule ou de la curette tranchante.

Pour les tumeurs liquides, le fait seul d'inciser la capsule permet au contenu de s'échapper au dehors; le 2e temps s'effectue pour ainsi dire de lui-même.

Enfin les tumeurs dures, osseuses ou calcaires peuvent être morcelées du centre à la périphérie au moyen de la curette tranchante, de la gouge à main, du ciseau, de la gouge et du maillet.

Le *troisième temps* (ablation de la capsule) offrira plus ou

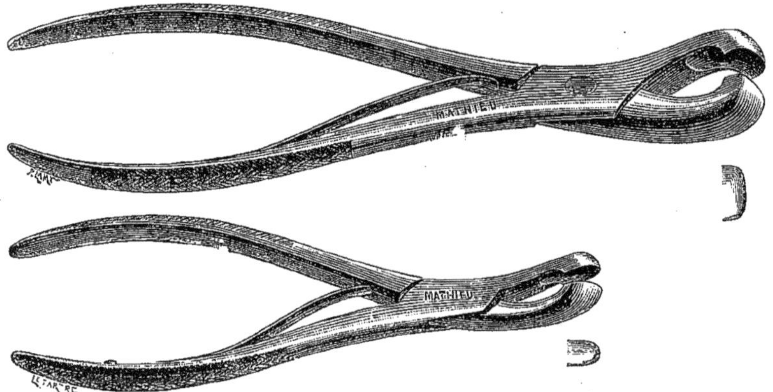

FIG. 27. — Pinces à emporte-pièces de Péan pour le morcellement des tumeurs osseuses.

moins de difficultés, exigera l'emploi d'instruments plus ou moins résistants, suivant qu'on aura affaire à une capsule osseuse, celluleuse, ou cellulo-fibreuse, comme c'est le cas le plus fréquent.

Si la capsule est osseuse, le meilleur moyen de l'enlever consiste à la morceler ainsi que le fait M. Péan avec des pinces à emporte-pièces plus ou moins fortes suivant l'épaisseur de l'os à sectionner.

Lorsqu'elle est simplement celluleuse, elle est négligeable.

Les capsules cellulo-fibreuses au contraire, doivent être enlevées avec le plus grand soin.

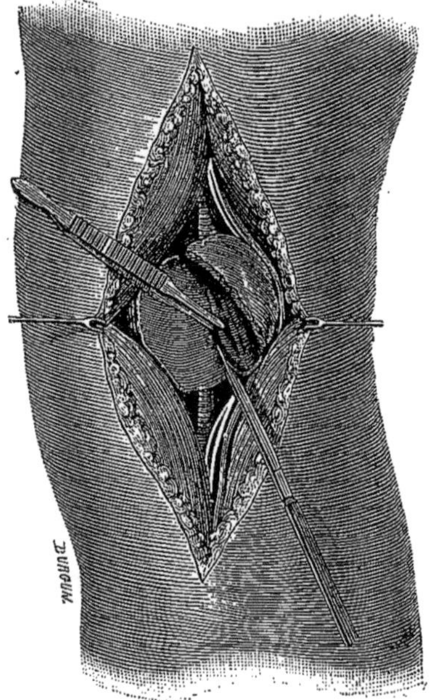

Fig. 28. — Ablation par morcellement de la capsule cellulo-fibreuse d'un kyste poplité.

S'il est à la rigueur permis d'abandonner dans la plaie une parcelle de la capsule d'une tumeur solide, il n'en est pas de même lorsqu'il s'agit de tumeurs kystiques. On sait avec quelle facilité une cavité kystique se reproduit. Ce serait s'exposer à une récidive presque certaine que de laisser dans la plaie des prolongements capsulaires.

L'ablation des tumeurs kystiques qui est si difficile et souvent si incomplète quand le chirurgien s'efforce de contourner la tumeur *sans l'ouvrir*, peut être réalisée avec la plus grande aisance par le procédé du morcellement.

Voici comment procède M. Péan pour enlever un kyste de la région poplitée par exemple. « Après avoir incisé sur la partie médiane de la région, parallèlement au grand axe du membre, les diverses couches qui recouvrent la tumeur en ménageant le nerf et la veine saphènes externes, le chirurgien dès qu'il aperçoit la bourse séreuse distendue par le liquide, l'incise de façon à la vider complètement. Reconnaissant alors que la partie profonde de la tumeur côtoie l'artère ainsi que la partie postérieure de la synoviale du genou, il la saisit avec une pince à griffe et la dissèque avec le bistouri, la morcelant pour voir de près ses rapports avec l'articulation et les vaisseaux du voisinage ; de la sorte l'opération est faite promptement et sans danger. » C'est de cette façon qu'il convient d'opérer, que le kyste siège : au creux poplité, au poignet, au cou, à la bouche. L'avantage considérable que présente l'incision d'emblée de la capsule des tumeurs est de permettre au chirurgien de bien se rendre compte des rapports qu'elle affecte avec les parties voisines et par conséquent de les ménager. La dissection de cette capsule qu'on ne perdra jamais de vue si on a soin d'y placer des pinces à mesure qu'on la morcelle, est un véritable jeu. A mesure que l'opération avance, les prolongements qui, d'abord, avaient pu échapper, à cause de leur siège profond, s'offrent d'eux-mêmes à la vue et au bistouri.

Cette méthode du morcellement nous paraît de beaucoup préférable à la dissection et à l'ablation en masse de la tumeur. Pour y arriver, on sectionne en effet forcément les vaisseaux qui se rendent à la capsule, *souvent sans les voir*. On comprend sans peine le danger qu'offre cette méthode lorsque la base de la tumeur par exemple est en rapport avec de gros troncs vasculaires ou des nerfs importants. C'est ainsi qu'il est arrivé assez fréquemment à des chirurgiens incontestablement très habiles de sectionner la carotide primitive et le nerf pneumogastrique en s'efforçant d'enlever par la méthode d'énucléation extra-capsulaire les tumeurs du corps thyroïde. Pareil accident est impossible avec l'énucléation intra-capsulaire par morcellement.

La description schématique que nous venons de donner montre qu'en combinant l'hémostase préventive au morcellement, on peut arriver à enlever sans encombre les tumeurs les plus volumineuses et les plus dangereuses par leur siège et leurs rapports.

Lorsque la tumeur n'est pas encapsulée, le morcellement ne perd pas ses droits. Il est même avantageux, après avoir circonscrit la tumeur par une incision elliptique, de la diviser suivant son grand axe en deux moitiés *jusqu'à ce qu'on ait dépassé les tissus malades*, et d'enlever ensuite séparément chacune des deux moitiés.

Si celles-ci sont trop volumineuses on en réduira le volume en les morcelant à leur tour. On est certain de cette façon d'enlever complètement tout le tissu néoplasique.

Certains chirurgiens peu au courant de la pratique de M. Péan ont soulevé au sujet du morcellement des tumeurs malignes une objection qui leur paraît assez grave pour entraîner une condamnation sans appel de cette puissante méthode : le danger de la greffe cancéreuse.

Nous ne nous arrêterons pas à discuter le principe même de cette objection, la possibilité de la récidive par greffe, qui est encore à l'étude.

En l'admettant même comme démontré, il va nous être facile de rassurer ceux qu'épouvante le spectre de la récidive.

Deux cas peuvent se présenter : la tumeur est encapsulée ou elle est dépourvue d'enveloppe.

Dans le premier, elle est enlevée dans sa totalité avant que le bistouri ne s'attaque à la capsule. Si le chirurgien prend la précaution élémentaire de changer de bistouri ou de le tremper dans une solution antiseptique avant que de morceler la capsule elle-même, la *greffe cancéreuse est matériellement impossible.*

Lorsque la tumeur n'est pas encapsulée, de simples soins de propreté, consistant à empêcher les détritus cancéreux de souiller les surfaces cruentées, mettront à l'abri de la récidive par greffe. Nous ne pouvons nous attarder à décrire dans tous leurs détails les précautions opératoires ; disons seulement qu'elles sont inséparables de toute bonne chirurgie et que ce sont elles bien souvent qui forcent le succès.

Il est en effet bien certain que de deux chirurgiens opérant suivant la même méthode, celui qui a soin de mettre au moyen d'éponges par exemple sa plaie à l'abri du pus, des liquides septiques, des débris cancéreux, de la faire *incessamment* nettoyer soit avec des boulettes de coton hydrophile, soit avec des compresses bouillies imbibées de solution antiseptique, et fréquemment changées, celui-là obtiendra à *mérite égal* des résultats immédiats et lointains autrement satisfaisants que le chirurgien peu soigneux ou dédaigneux de toute propreté.

Lorsqu'il s'agit de l'ablation de tumeurs aussi récidivantes que les cancers, il est puéril de vouloir condamner une méthode par cette seule raison qu'elle n'empêche pas toujours le cancer de récidiver. Il faut de tous les procédés dont nous a doté la chirurgie, choisir celui qui permet l'ablation la plus complète des néoplasmes. Or, le morcellement sur ce chapitre ne redoute aucune concurrence et, si l'on sait *morceler proprement*, la crainte de la récidive par greffe devient absolument illusoire.

Nous ne sommes pas éloigné de croire que même dans de *mauvaises conditions de propreté*, le morcellement donnerait au point de vue des récidives une statistique meilleure que n'importe quel autre procédé, car en morcelant on est sûr d'enlever le tissu morbide dans sa totalité.

S'il est sage de redouter à la surface d'une plaie la présence de quelques cellules cancéreuses dont il est du reste facile de se débarrasser, il nous paraît encore plus sage de s'assurer par le morcellement de l'ablation complète de la tumeur.

Nous pourrions citer de nombreux cas de guérison sans récidive de cancers enlevés par morcellement, mais nous sortirions du cadre de notre travail. Qu'il nous suffise de relater un cas dont la gravité est faite pour entraîner la conviction même des adversaires les plus acharnés de ce procédé.

Observation empruntée au *Traité du morcellement* de M. Péan.

En octobre 1886, je suis appelé par mon éminent collègue et ami, Millard, auprès de Mme L..., âgée de vingt-quatre ans, mère de deux enfants, pour une tumeur sarcomateuse dont le début a été constaté un an auparavant à quatre travers de doigt au-dessus de l'aine gauche, par son médecin accoucheur, Charpentier. Elle avait alors le volume d'une pomme.

Depuis deux mois le développement a été rapide.

Actuellement, elle a les dimensions d'une tête d'adulte, et s'étend dans le sens transversal de l'épine iliaque antéro-supérieure droite au milieu et en arrière de la région lombaire du même côté, dans le sens vertical, du ligament de Fallope à la partie gauche de l'ombilic.

A la vue comme au palper, il est facile de voir qu'elle est sous-musculaire et, grâce aux antécédents, de reconnaître qu'elle a pris naissance à la face externe du péritoine; mais il est impossible de déterminer quelle est l'étendue, l'épaisseur, la résistance de l'implantation et de dire si elle ne fait pas en même temps saillie dans la cavité péritonéale.

L'ablation est urgente; elle est l'unique ressource: elle est d'autant indiquée, que la malade bien que jeune est mère de deux enfants et vouée sous peu de mois à une mort prompte, certaine. Nous ne croyons donc pas devoir refuser l'opération à la malade, à la famille et au médecin qui la demandent. Celle-ci est faite largement suivant les règles que nous avons posées autrefois dans notre traité des tumeurs de l'abdomen et du bassin.

Nous incisons toutes les couches qui couvrent la tumeur suivant une ligne qui en dépasse les extrémités de quelques centimètres, surtout à gauche et en arrière du côté des lombes où nous voulons, par le fait de la déclivité naturelle, diriger l'écoulement ultérieur des liquides de la plaie. Cette incision intéresse successivement la peau, le tissu cellulo-adipeux, les aponévroses et les muscles.

Nous reconnaissons que ces derniers recouvrent imparfaitement la partie centrale la plus saillante de la tumeur. Quelques pinces suffisent pour l'hémostase. Dès que la tumeur est mise à nu, nous l'incisons à son tour dans toute son épaisseur jusqu'au péritoine. Nous reconnaisons alors que ses extrémités et son pourtour sont peu adhérents et faciles à extraire par morcellement, mais que la portion centrale est implantée sur le péritoine dans la cavité duquel elle envoie un gros prolongement. Dès que grâce au morcellement combiné au pincement la production morbide est réduite à cette position dangereuse, j'ouvre le péritoine assez largement pour introduire la main, pour bien mesurer le volume de la masse interne et pour apprécier le diamètre de la portion qui fait saillie de ce côté.

Je reconnais que cette masse anormale offre 5 centimètres de diamètre. Je l'extrais à son tour par morcellement pendant que les aides munis d'éponges empêchent la sortie des intestins.

La perte de substance du feuillet péritonéal qui résulte de l'opération est nécessairement grande et fait craindre au premier abord qu'il nous soit impossible d'en rapprocher et d'en suturer les bords ; nous y parvenons cependant en prolongeant l'incision du péritoine et la section des couches qui le recouvrent du côté de la région inguinale.

Le rapprochement est ensuite assuré par la suture du feuillet péritonéal qui est fait au moyen de fils de catgut, coupés au ras, laissés à demeure et par la suture des couches musculo-cutanées qui sont réunies séparément par un très grand nombre d'anses de crin de Florence, superficielles et profondes.

Nous plaçons ensuite au fond de la plaie, surtout à gauche, un gros tube de caoutchouc.

Pansement iodoformé, sublimé. L'ablation du drain et des sutures a lieu le septième jour.

La guérison est complète le quinzième, pas de récidive.

Observation 2. — *Thyroïdectomie* suivant le procédé de Péan. Empruntée au *Traité du morcellement* de Péan, p. 37.

Le malade couché sur le lit d'opération est chloroformé. Au moment de l'opération, on lui relève non seulement la tête mais les épaules et le cou au moyen d'alèzes roulées, de façon que la tête se trouve renversée en arrière. La trachéotomie peut être faite préventivement, ou au moment de l'opération.

L'incision est faite sur la ligne médiane du cou verticalement lorsque la tumeur n'est pas volumineuse. Elle s'étend de l'hyoïde au sternum. Après la section de la peau, du tissu cellulaire sous-cutané et des feuillets aponévrotiques, on arrive au moyen des écarteurs à avoir un champ assez vaste. Si la tumeur est volumineuse on fait une seconde incision perpendiculaire à la première et dirigée du côté où se trouve la plus forte saillie du lobe hypertrophié ou bien deux incisions parallèles à l'axe du cou, séparées de 4 centimètres environ se rejoignant en bas sur le sternum.

« Nous détachons ensuite le rectangle cutané à pédicule supérieur de

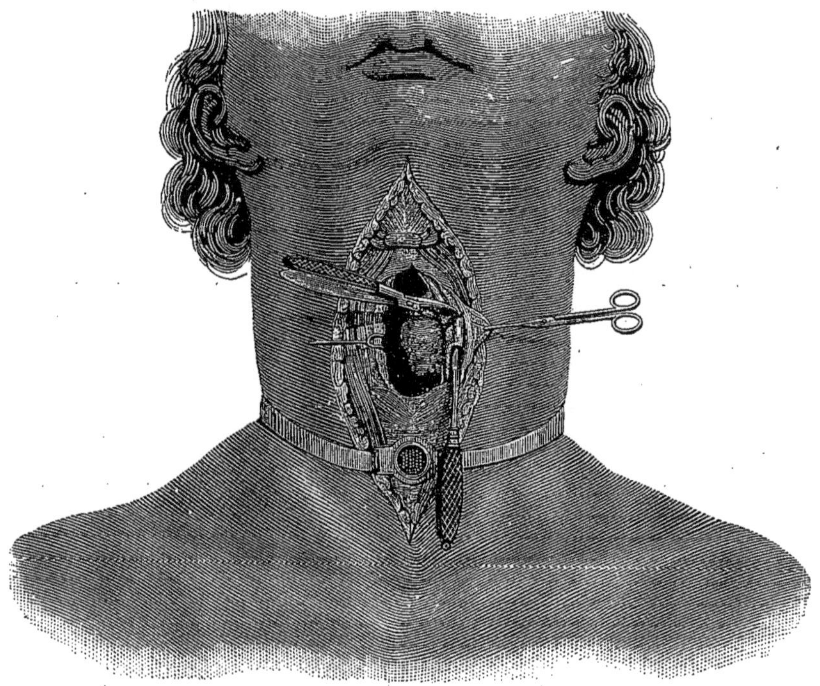

Fig. 29. — Ablation par morcellement d'une tumeur du corps thyroïde.

grandeur variable suivant les cas, qu'elles circonscrivent.

La tumeur est alors mise à nu. Sa capsule d'enveloppe apparaît sillonnée de nombreux vaisseaux. C'est à ce moment que le pincement préventif rend le plus grand service, car il permet d'éviter une perte de sang qui masquerait le champ opératoire et serait préjudiciable au malade.

Dès que nous voyons la portion du néoplasme mise à découvert, nous la saisissons avec nos pinces courbes et dentées, dites pinces à langue, qui donnent un point d'appui solide et nous l'incisons après l'avoir attirée au dehors.

Ceci fait, nous plaçons au-dessous une nouvelle pince qui nous permet de continuer le morcellement sans crainte d'hémorrhagie. Nous arrivons ainsi peu à peu à enlever les parties les plus profondes de la tumeur jusqu'au-devant du larynx et de la trachée-artère; nous excisons et nous grattons avec la rugine les parties qui adhèrent au conduit laryngo-trachéal. Sur les parties latérales, les lobes hypertrophiés du corps thyroïdes affectent d'importants rapports avec la jugulaire interne, la carotide le nerf pneumogastrique; souvent l'artère est refoulée en avant. Comme le morcellement se fait du centre à la périphérie de la tumeur, le chirurgien constate au cours de l'opération tous ces rapports, ce qui lui permet d'enlever les parties malades.

L'opération terminée, il retire les grosses pinces devenues inutiles, et les remplace par de petites pinces ou ligatures de catgut. Les vaisseaux ayant été pincés pendant une heure, il suffit de lier ceux que la compression n'a pas été suffisante pour arrêter. La plaie est ensuite fermés par des sutures au crin de Florence à anses séparées.

Cette méthode convient aussi bien à l'hypertrophie simple qu'à l'hypertrophie kystique des lobes latéraux et médian.

La présence des kystes est d'ailleurs favorable à l'extirpation. Cependant quand un kyste est enflammé, les tissus ambiants adhèrent intimement aux enveloppes de la tumeur et rendre l'extirpation plus difficile.....

L'opération terminée, l'hémostasie assurée, on met des points de suture profonds et superficiels, les profonds traversent les tissus prétrachéaux, les autres assurent la réunion des parties superficielles. »

Observation 3.— *Ablation d'un fibro-myôme de l'utérus suivant la méthode du morcellement combiné à l'hémostase préventive* (Péan). — Thèse de Secheyron, page 162 et suivantes.

Des rétracteurs coudés introduits, les grands dans le vagin, les petits dans l'utérus, s'il est nécessaire, découvrent le champ opératoire aussi largement que possible. Dans les salles de l'hôpital Saint-Louis, une lampe électrique vient jeter une vive lumière sur ce champ. Ce

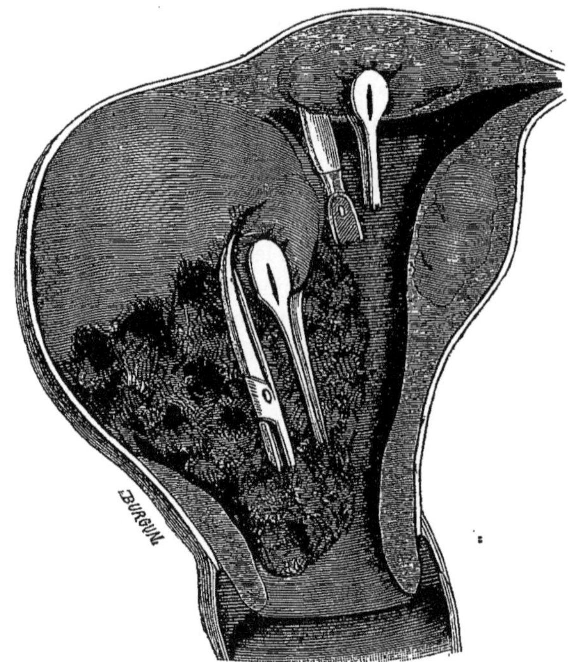

Fig. 30.— Morcellement d'un fibro-myôme volumineux de l'utérus (Péan).

temps de l'opération ne peut être entrepris si l'on n'a pas sous la main des pinces hémostatiques courbes et droites, certaines dentées, de plusieurs grandeurs et en nombre suffisant ; un ou deux bistouris droits à long manche, et deux paires de ciseaux droits et courbes à longs manches.

La tumeur fibreuse est découverte ou perçue avec le doigt,

pincée et fortement tirée en bas. Elle peut d'abord être prise en partie par une forte pince dentée ; on bien une *incision profonde, perpendiculaire au grand axe de la tumeur, est pratiquée.* Chacune des lèvres de la section ou au moins l'une des lèvres est saisie aussi haut que possible avec une forte pince dentée courbe. La partie sous-jacente à la pince est excisée. Avant d'enlever la première pince, une seconde est glissée au-dessus de la première : une nouvelle partie du myôme se trouve enserrée ; les ciseaux, le bistouri coupent les parties sous-jacentes à la pince nouvelle. Ainsi, avec l'aide des pinces, du bistouri et des ciseaux, on extirpe morceau par morceau une partie de la tumeur..... L'évidement se continue sur l'une et sur l'autre partie de la tumeur. A mesure que l'opération progresse, les tractions opérées à chaque pincement avec des pinces à mors larges et plats, permettent d'enlever des fragments plus volumineux. Ceux-ci sont parfois du volume d'une grosse noisette, d'une noix, d'une petite pomme. Ces fragments sont formés d'un tissu absolument dur ; l'opération se ferait à blanc si l'on avait été obligé de libérer et de sectionner le col de l'utérus.

Quatre ou cinq pinces courbes permettent d'extraire ainsi des fragments volumineux, dont l'ensemble dépasse quelquefois les deux poings. Ces manœuvres exigent environ une demi-heure, trois quarts d'heure, une heure.

Lorsque les parties inférieures de la tumeur ont été enlevées, il est parfois possible d'obtenir par quelques tractions aidées de quelques mouvements de rotation la décortication spontanée de la partie supérieure de la tumeur. Cet effet, fort surprenant, abrège la durée de l'opération d'une manière considérable... Le morcellement aidé de l'énucléation permet l'ablation de parties volumineuses dont l'ensemble atteint et dépasse celui d'une tête de fœtus à terme.

ÉTUDE PRATIQUE DU PINCEMENT PRÉVENTIF COMBINÉ AU MORCELLEMENT (MÉTHODE DE PÉAN).

A. **Pincement préventif simple.** — L'hémostase n'est réalisée qu'au moyen des pinces.

Nous n'insisterons pas sur ce mode de pincement dont on trouvera des exemples dans toutes les opérations que nous allons décrire sauf dans le chapitre réservé au pincement composé.

B. **Pincement préventif composé.** — Concurremment avec les pinces on emploie un autre procédé d'hémostase préventive (compression digitale, ligature élastique, ligature métallique, etc.).

OPÉRATION I. — *Hystérectomie abdominale.*

L'hystérectomie abdominale pour fibromes utérins est une des opérations qui nécessite l'hémostasie préventive la plus rigoureuse. L'importance des vaisseaux qui se rendent dans l'utérus, le développement énorme et presque lacunaire du réseau veineux intra-utérin exposent en effet à des hémorrhagies redoutables.

Aussi le plus souvent les chirurgiens s'efforcent-ils de les prévenir en utilisant les procédés d'hémostase qui leur paraissent le plus efficaces.

Prenons deux cas : l'un de fibro-myôme de volume moyen (tête de fœtus), l'autre de fibro-myôme volumineux (tête d'adulte et au-dessus).

Dans le premier, le chirurgien après avoir incisé la paroi abdominale et énucléé l'utérus de l'abdomen va immédiatement à la recherche des ligaments larges et place, sur chacun d'eux de haut en bas, une longue et forte pince à mors courbes dont les extrémités devront se rapprocher le plus possible de la base des ligaments larges. Deux autres pinces sont placées tout près de l'utérus et parallèlement aux premières. On coupe alors le ligament large entre leurs mors sans avoir à craindre d'hémorrhagie.

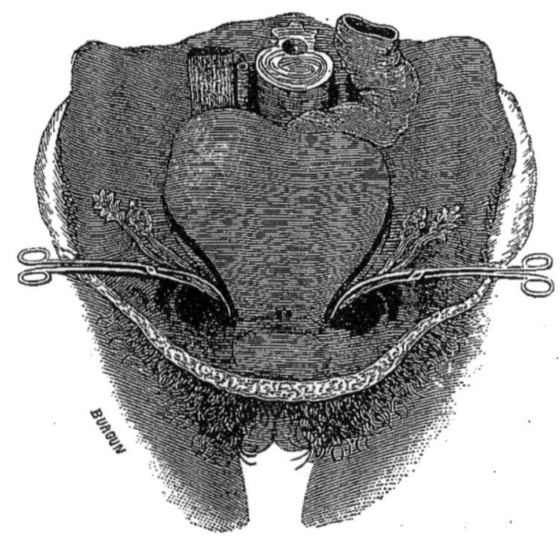

Fig. 31. — Hystérectomie abdominale. Hémostase préventive au moyen des pinces et de la ligature de caoutchouc.

Avant de sectionner l'utérus, on place habituellement au-dessous des mors des deux dernières pinces un lien élastique que l'on serre suffisamment et dont on fixe les extrémités soit avec un clamp spécial, soit avec une simple pince à mors droits.

L'excision de l'utérus peut être faite alors. Lorsque la pression du lien élastique est assez grande, il est rare que les vaisseaux du pédicule saignent. Nous n'insisterons pas sur la fin de l'opération.

Qu'on fixe le, pédicule à la partie inférieure de la plaie abdominale ou qu'on l'abandonne dans la cavité péritonéale après avoir rapproché les lèvres de la plaie utérine, peu importe au point de vue de l'hémostase préventive.

Empruntons maintenant à M. Péan la description de l'ablation d'un volumineux fibrome utérin : « Après avoir ouvert la cavité abdominale sur la ligne médiane et mis à nu la tumeur, nous détachons ses adhérences et si elle est trop grosse pour pouvoir être attirée au dehors par des mouvements de bascule, nous la traversons avec des aiguilles en acier courbes suffisamment lon-

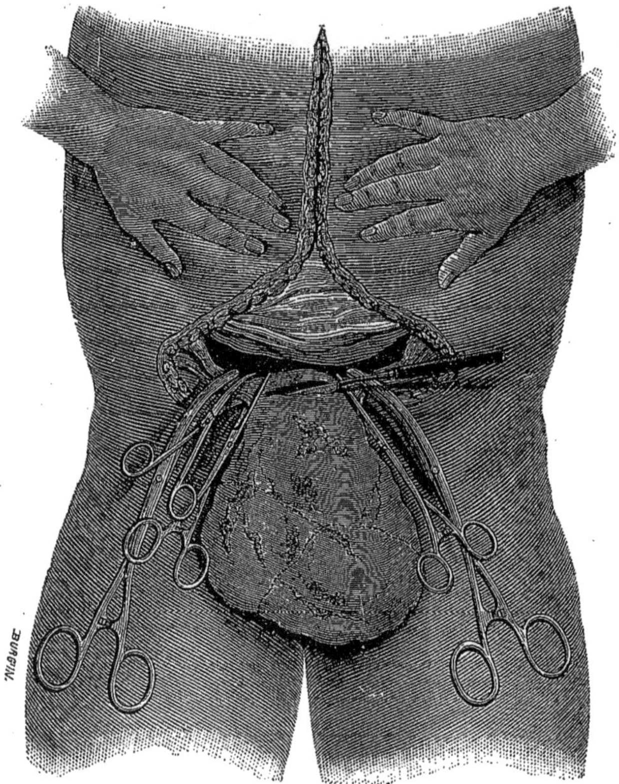

FIG. 32. — Hystérectomie abdominale. Pincement préventif et hémostase par application sur la tumeur de fils de fer (PÉAN).

gues et fortes pour conduire des fils de fer destinés à faire l'hémostasie préventive dans les portions les plus accessibles.

L'hémostasie faite, nous incisons et excisons les portions rendues exsangues ; nous continuons de la sorte jusqu'à ce que le volume total soit réduit et que le reste puisse être attiré, traversé à son tour au-dessus de son implantation utérine, lié avec des serre-nœuds ou la ligature élastique et réséqué. »

L'opération que nous venons de décrire est un exemple parfait d'hémostase préventive combinée au morcellement. Le passage des aiguilles et des fils de fer est presque toujours facile et lorsqu'on a eu soin de circonscrire entièrement une portion de la tumeur en disposant des fils de fer de manière à isoler complètement tout un territoire de la tumeur, on peut l'exciser sans qu'il ne s'écoule de sang. Le ligateur de Cintrat que nous avons figuré plus haut rend ici de grands services ; il permet même lorsque les tumeurs sont dures d'exercer sur elles une pression telle que l'hémorrhagie ne soit pas à redouter. On comprend qu'en répétant cette manœuvre, on arrive à réduire considérablement les tumeurs les plus volumineuses.

L'opération s'achève comme dans le cas précédent, soit par la fixation du pédicule, soit par son abandon dans la cavité péritonéale avec ou sans le lien de caoutchouc qui avait servi à l'hémostase préventive.

Opération II. — *Lipome volumineux de la nuque.*

L'ablation des lipomes volumineux à pédicule très vaste offre au point de vue de l'hémostase préventive un certain intérêt. Nous nous souvenons avoir assisté dans le service de M. Péan à une opération de ce genre. Un octogénaire de forte stature fut admis dans le service. Il était affligé d'une tumeur dont le volume était certainement supérieur à une forte tête d'adulte. Implantée sur la nuque, elle descendait jusqu'au-dessous de l'espace interscapulaire, exerçant sur le cou une traction incessante et considérable. Le vieillard pour résister marchait courbé en avant, écrasé et parfois vaincu par le poids de son inséparable fardeau.

Cette tumeur que nous reconnûmes être un lipome, était recouverte d'une peau amincie, de coloration rosée, parcourue par des veines nombreuses et volumineuses. M. Péan se décida à l'opérer dans le courant du mois de mars.

Un fort tube de caoutchouc fut enroulé autour du pédicule et fixé par une pince à mors longuets. La pression qu'il exerça fut telle que la circulation s'interrompit immédiatement. Les veines devinrent turgescentes et la peau prit une teinte violacée. L'incision de la peau eût pu être faite sans grand inconvénient. M. Péan préféra avant de prendre le bistouri, assurer une hémostase préventive complète de la tumeur. Il importait de perdre le minimum de sang à cause du grand âge du malade. Dans ce but, M. Péan perfora la base de la tumeur au-devant du lien de caoutchouc avec une longue et forte aiguille courbe qui lui servit à passer un fil de fer double. Après avoir dégagé l'aiguille par la section de l'anse du fil, il introduisit successivement les deux bouts correspondants des fils dans la gouttière du ligateur de Cintrat et les tordit fortement.

Il intercepta de cette manière la circulation artérielle et veineuse non seulement dans l'épaisseur de la tumeur, mais encore dans sa capsule et la peau, puis la fendit dans toute sa hauteur jusqu'au niveau des anses métalliques. Une section perpendiculaire à la première permit l'énucléation des deux portions de la tumeur qui n'offrait aucune adhérence avec les parties voisines. L'ablation de la petite portion du lipome, qui se trouvait entre la ligature de caoutchouc et les anses métalliques, faite suivant le même procédé fut facile.

L'opération s'acheva de la façon suivante : La capsule cellulo-fibreuse de la tumeur, très riche en vaisseaux fut saisie au-devant de la ligature de caoutchouc avec des pinces à mors longuets en même temps que la peau qui la doublait et réséquée sur toute sa circonférence.

La partie profonde de la capsule dont la surface de coupe était devenue insignifiante fut enlevée par morcellement et des crins de Florence passés profondément comprimèrent dans leurs anses les vaisseaux sectionnés et temporairement pincés en même temps qu'ils rapprochaient la peau. Ils furent mis en nombre suffisant pour assurer l'hémostase définitive sans qu'on ait eu besoin de faire une seule ligature. La plaie fut drainée et pansée avec de la gaze iodoformée. L'hémostase préventive par lien de caoutchouc, anses métalliques et pinces avait été parfaite et le malade ne perdit que le sang qui se trouvait forcément retenu dans sa tumeur.

On a, dans cette observation, dont les détails seront publiés dans le prochain tome des *Cliniques de Saint-Louis* par M. Péan, un remarquable exemple d'hémostase préventive composée. Comme on vient de le voir, la combinaison de ce procédé et du morcellement a donné au point de vue de l'épargne sanguine et de l'ablation rapide de la tumeur les meilleurs résultats.

Opération III. — *Myxo-chondrome de la parotide.*

Nous avions eu tout d'abord l'intention de décrire ici l'ablation faite devant nous par M. Péan, d'un myxo-chondrome de la parotide. Son volume atteignait à peu près celui d'une tête d'adulte. Il s'agissait d'une femme jeune encore, mais si anémiée qu'il y avait lieu de craindre une issue fatale pendant l'opération. Nous avons renoncé à cette description, car elle offre avec la précédente la plus grande analogie. Disons seulement que l'hémostasie préventive composée (lien de caoutchouc, anses métalliques et pinces) fut faite de telle façon que malgré la vascularité effrayante de la tumeur, malgré ses rapports avec les gros troncs de la région sterno-mastoïdienne, la malade perdit à *peine un demi-verre de sang* et sortit guérie de l'hôpital une quinzaine de jours après. Son observation paraîtra également dans le tome des Cliniques de l'année 1890. La tumeur ayant été moulée par M. Baretta avant son ablation et un nouveau moulage ayant été fait après guérison, on pourra en visitant la collection particulière de M. Péan au musée de Saint-Louis, se rendre un compte exact des difficultés que présentait l'opération et des services qu'on est en droit d'attendre de l'hémostase préventive combinée au morcellement.

Opération IV. — *Désarticulation de la cuisse.*

L'hémostase préventive dans la désarticulation de la hanche pourrait être *simple*, c'est-à-dire réalisée seulement par l'emploi des pinces. Mais dans une opération où le traumatisme est si étendu et si grave, le malade n'a jamais trop de sang pour résister aux suites de l'intervention. Aussi est-il avantageux de mettre pour ainsi dire tous les atouts dans son jeu. Voici la pratique qu'a suivie notre maître M. Péan dans un cas d'amputation très élevée de la cuisse chez un homme atteint de gangrène à la suite d'une fracture compliquée et comminutive de la jambe. Ce procédé, qui rentre dans notre chapitre Hémostase *composée* peut être recommandé pour la désarticulation de la cuisse.

Un aide, placé d'un côté du tronc du malade de façon à ne pas gêner l'opérateur, comprime avec ses doigts la fémorale à son passage au-devant du pubis.

Un second aide lui fait face et tire fortement sur les deux chefs d'une bande d'Esmarch placée très haut en arrière au niveau du pli cruro-fessier.

Le lambeau est tracé au-devant de la bande.

Ces deux aides empêchent l'afflux du sang dans le membre inférieur, le premier par la compression digitale de la fémorale, le second par celle des branches de l'ischiatique et de l'obturatrice.

Lorsque le lambeau fut tracé, le chirurgien passa le mors pointu d'une forte pince à mors longs et légèrement courbes en arrière du paquet vasculo-nerveux, l'autre mors passant au-devant de ce paquet. Fermant alors la pince, il put sans aucun risque sectionner ces vaisseaux en même temps que les tissus qui les entouraient.

La manœuvre des pinces à partir de ce moment fut exactement celle que nous décrirons dans l'amputation de la cuisse par pincement préventif direct progressif.

Lorsque toutes les parties molles de la face antérieure de la cuisse furent sectionnées, la désarticulation fut faite suivant les règles ordinaires.

Celle-ci achevée, l'aide auquel avaient été confiés les deux chefs de la bande d'Esmarch dut redoubler de vigilance et exercer une traction énergique pour comprimer au maximum les parties molles de la face postérieure de la cuisse. Pour empêcher la bande de glisser, il dut porter en dedans le chef externe et en dehors le chef interne logé dans le sillon génito-crural de façon à les croiser au-dessus de l'épine iliaque antéro-supérieure. La section des parties molles de la face postérieure de la cuisse put être faite alors rapidement.

Si malgré la compression préventive quelques vaisseaux saignent, le pincement en masse des régions saignantes avec de fortes pinces à mors longs arrête rapidement l'hémorrhagie.

L'opération se termine soit en liant les vaisseaux pincés en commençant par les gros troncs, soit en laissant à demeure pendant 48 ou 72 heures les pinces placées sur les gros vaisseaux (pincement définitif de M. Péan). Le pincement définitif ne s'oppose pas au rapprochement des lambeaux par des fils profonds et superficiels. Les pinces constituent au contraire une variété excellente de drainage et permettent l'écoulement au dehors des liquides de toute nature.

Lorsque la désarticulation est faite pour écrasement de la cuisse, on peut avant de faire l'hémostase préventive comme nous l'avons indiquée, pratiquer le refoulement du sang du membre au moyen de la bande d'Esmarch.

Dans le cas où il s'agit d'une gangrène plus ou moins septique du membre, il est préférable de ne point avoir recours à ce procédé, afin d'éviter le reflux dans les parties saines de gaz ou de liquides septiques.

C. **Pincement préventif d'emblée total.** — L'hémostase est réalisée complètement *par la simple* application des pinces avant l'opération.

a) *Pincement préventif d'emblée total direct.* Section immédiatement au-devant des mors des pinces. — Le pincement préventif d'emblée total s'adresse de préférence aux tumeurs à pédicule mince ou aux organes facilement pédiculisables.

Il peut être réalisé soit par l'application d'une seule pince à mors suffisamment longs, soit de deux ou trois pinces à mors courts.

Lorsque l'organe à enlever est pédiculisable ou facile à circonscrire, on aura tout avantage à y interrompre la circulation sanguine avant d'y porter le bistouri. Les pinces qu'on choisira à cette effet seront droites ou courbes à mors plus ou moins longs, plus ou moins forts suivant les cas. Aucune règle ne peut être fixée d'avance : le choix de ces instruments sera guidé par le bon sens.

Nous puisons quelques exemples de pincement préventif d'emblée total dans le travail inspiré à MM. Deny et Exchaquet par M. Péan. Leur mémoire remonte à une date déjà éloignée ; peu importe. La méthode préconisée en 1872 a donné depuis lors à M. Péan de si bons résultats, que de nos jours encore, il l'emploie d'une façon presque quotidienne sans l'avoir pour ainsi dire modifiée.

Pendant l'année que nous avons passée comme interne dans le service du chirurgien de Saint-Louis, nous avons eu maintes fois l'occasion de voir appliquer ce mode de pincement. Il nous a paru si avantageux et en même temps si simple que nous sommes étonné qu'après tant d'années, il ne soit pas entré dans la pratique courante de tous les chirurgiens.

L'hypertrophie de la luette peut être si considérable qu'elle nécessite une intervention chirurgicale. Sans doute l'ablation de la luette n'est pas une opération très sanglante, mais l'écoulement sanguin dans certains cas a pu être assez sérieux pour que les chirurgiens d'antan aient pensé à la ligature préalable ou à la section au thermocautère.

Ces procédés, dont il est à peine besoin de signaler les inconvénients, doivent être abandonnés. L'observation I du mémoire de MM. Deny et Exchaquet montre comment cet organe peut être enlevé avec rapidité et sans crainte d'hémorrhagie.

Opération V. — *Hypertrophie de la luette.*

Le 12 octobre 1872, un jeune enfant est amené à l'hôpital Saint-Antoine avec une luette considérablement hypertrophiée qui détermine des efforts d'expuition, de la toux et des envies de vomir. Pour le mettre à l'abri de l'hémorrhagie qui accompagne parfois l'excision de cet organe, M. Péan comprime la base de la luette avec une petite pince hémostatique ordinaire, placée transversalement, qu'il fait maintenir par un aide, puis saisissant l'extrémité de l'organe avec une petite pince à dents acérées, l'excise avec des ciseaux courbes, au-dessous des mors de la pince hémostatique. Celle-ci fut retirée au bout d'une heure.

Les polypes de l'utérus qui, insérés sur une partie plus ou moins élevée de cet organe, descendent dans le vagin, sont passibles du même traitement. Mais comme le pédicule peut être assez long et qu'il doit être saisi le plus haut possible, on se servira d'une pince longuette légèrement courbée sur le plat, afin de gêner le moins possible l'introduction et la manœuvre des ciseaux.

Opération VI. — *Polypes de l'utérus.*

Obs. II. — D..., Louise, quarante-neuf ans, entrée à l'hôpital Saint-Louis le 27 novembre 1874, salle Saint-Marthe, n° 74.

Cette malade qui a cessé de voir ses règles depuis quatre ans, se plaint de pertes sanguines qui reviennent irrégulièrement tous les 3 ou 4 mois et durent chaque fois plusieurs jours.

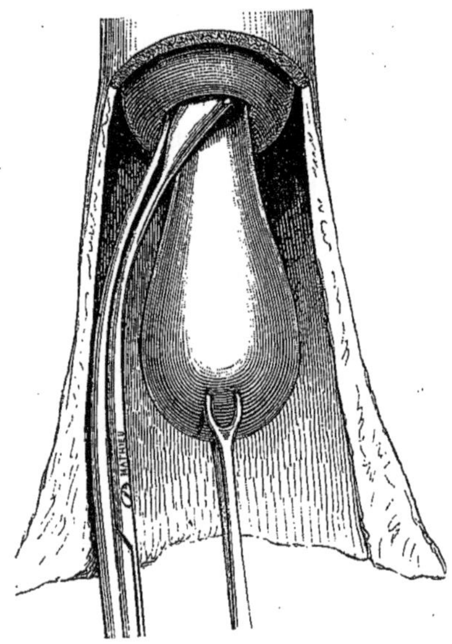

Fig. 33. — Ablation d'un polype de l'utérus (Péan).

Dans l'intervalle elle perd en blanc. Elle mange bien, n'a pas maigri et ne souffre pas. Par le toucher vaginal, on trouve le col dirigé en arrière, difficile à contourner ; l'orifice paraît grand comme une pièce de 50 centimes et obstrué par une masse charnue dure non saignante et légèrement mobile. L'examen au spéculum ayant confirmé le diagnostic de polype, la malade fut opérée le 4 décembre 1874. Pour cela, M. Péan ayant attiré la tumeur dans le vagin avec une pince de Museux et l'ayant suffisamment abaissée saisit son pédicule aussi loin que possible avec une pince hémostatique à longues branches et l'excise immédiatement au-dessous des mors avec une paire de ciseaux courbes. La pince fut laissée en place par prudence jusqu'au lendemain matin sans que la malade en ait souffert. Huit jours après, elle sortit complètement rétablie. L'extrémité supérieure du pédicule mortifiée s'est détachée d'elle-même au bout de trois jours.

L'hystérotomie pour hypertrophie avec allongement de la lèvre antérieure du col peut se faire sans aucune perte de sang, si on a soin de placer transversalement sur le col une pince, qui assure l'hémostase préventive d'emblée totale. On en voit un exemple dans l'observation III du mémoire de Deny et Exchaquet. La pince qu'il importe d'employer dans des cas analogues doit avoir des mors longuets plats, contrecourbés comme on peut le voir (fig. 18). La longueur des branches variera suivant que le pédicule à pincer sera superficiel ou profondément situé. Le premier cas est le plus fréquent.

Lorsque le col utérin se laisse attirer jusqu'à l'orifice vulvaire, on pourra se servir d'une pince ordinaire à mors longuets dont la force devra être proportionnée à l'épaisseur du pédicule de l'organe.

Opération VII. — *Hypertrophie avec allongement de la lèvre antérieure du col.*

D..., trente-six ans, entre à l'hôpital Saint-Louis, salle Sainte-Marthe, nº 68, le 22 août 1874.

Cette femme présente dans la cavité vaginale une production charnue mobile, indolore, membraniforme, ressemblant beaucoup à un polype, mais ne présentant aucun point rétréci et se continuant manifestement avec la lèvre antérieure du col utérin qui est parfaitement sain. Cette malade désirant être débarrassée de cet appendice qui la gêne beaucoup, M. Péan place sur l'un des côtés de la partie hypertrophiée une pince ordinaire, qui lui sert à attirer la tumeur, applique une autre pince hémostatique transversalement sur l'autre côté pour empêcher l'abord du sang et coupe au ras des mors avec le bistouri toute la partie proéminente. Enlevée au bout de quelques minutes cette pince est remplacée par deux éponges destinées à s'opposer à l'écoulement du sang dans le cas où celui-ci reparaîtrait. Quelques injections détersives furent faites les jours suivants et la malade put quitter l'hôpital dix jours après l'opération.

Donnons encore quelques exemples où le pincement préventif d'omblée total put être fait bien que les tumeurs fussent sessiles.

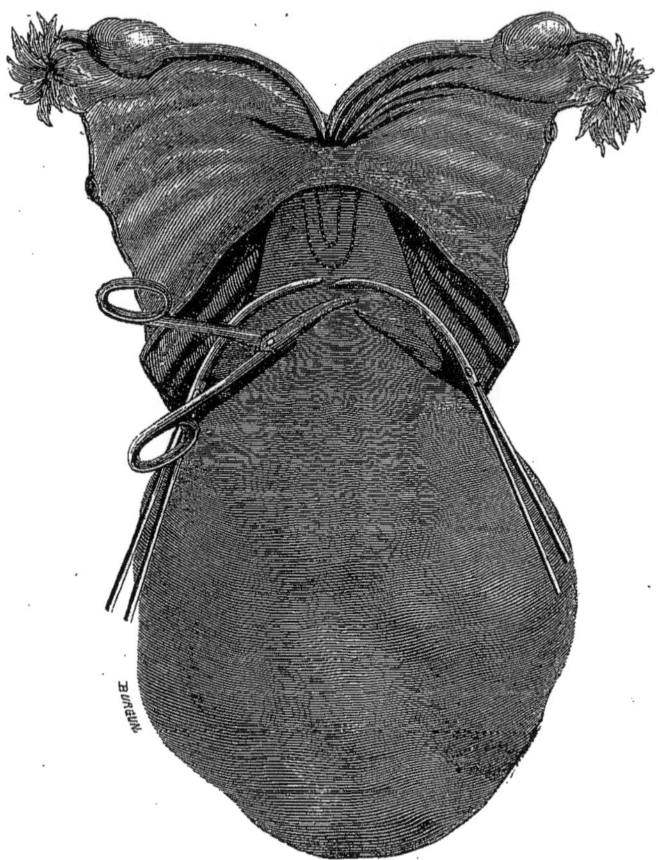

Fig. 34. — Disposition des pinces à hémostase préventive pour l'ablation d'un utérus inversé.

On verra de la sorte que ce procédé est très avantageux, lorsque les tumeurs sont à peu près pédiculisables.

Opération VIII. — *Tumeur verruqueuse de la face.*

Il s'agit d'une tumeur épithéliale de la joue, qui put être circonscrite au moyen de deux pinces avant son ablation.

M...; soixante-dix-huit ans, présente à la joue gauche à peu près au niveau de l'os malaire, une tumeur verruqueuse ulcérée un peu plus grande qu'une pièce de 50 centimes, douloureuse et augmentant de volume surtout depuis six mois (juin 1874).

La base de cette tumeur est saisie entre les mors de deux pinces placées l'une obliquement en haut et en arrière, l'autre en bas et en avant, ce qui permet d'en faire minutieusement la dissection sans perdre une goutte de sang. Les pinces furent enlevées immédiatement après et *la petite plaie réunie par un point de suture.*

A la face, l'hémostase préventive n'est jamais inutile. On sait en effet combien est grande la vascularité des tumeurs qui s'y développent, quel que soit du reste leur volume.

Opération IX. — *Tumeur érectile de la région intersourcilière. Extirpation.*

Il s'agit dans cette observation d'une tumeur érectile pédiculisable. Nous décrirons plus loin d'une façon complète la disposition que l'on doit donner aux pinces, lorsqu'on a affaire à un angiome non pédiculisable de la face.

Juliette M..., âgée de 7 mois et demi, a depuis la naissance au niveau de la racine du nez une tumeur aplatie de la grandeur d'une pièce de 2 francs à bords légèrement saillants et présentant tous les caractères des tumeurs érectiles sous-cutanées. Elle est molle, élastique, dépressible et augmente de volume quand l'enfant pousse des cris. Elle n'est pas pulsatile. La peau est saine. Comme cette tumeur a déjà été traitée sans succès par les injections de perchlorure de fer, la compression et la ligature, M. Péan se décide à l'extirper (février 1874) et *pour éviter l'hémorrhagie* saisit avec trois pinces hémostatiques ordinaires les angles de la tumeur, de manière à la circonscrire à peu près complètement, ainsi que le montre la figure.

L'opérateur fait alors une incision semi-circulaire de la peau à la partie inférieure de la tumeur et dissèque celle-ci avec beaucoup de soin *sans être gêné par l'écoulement du sang.* Les pinces ne furent

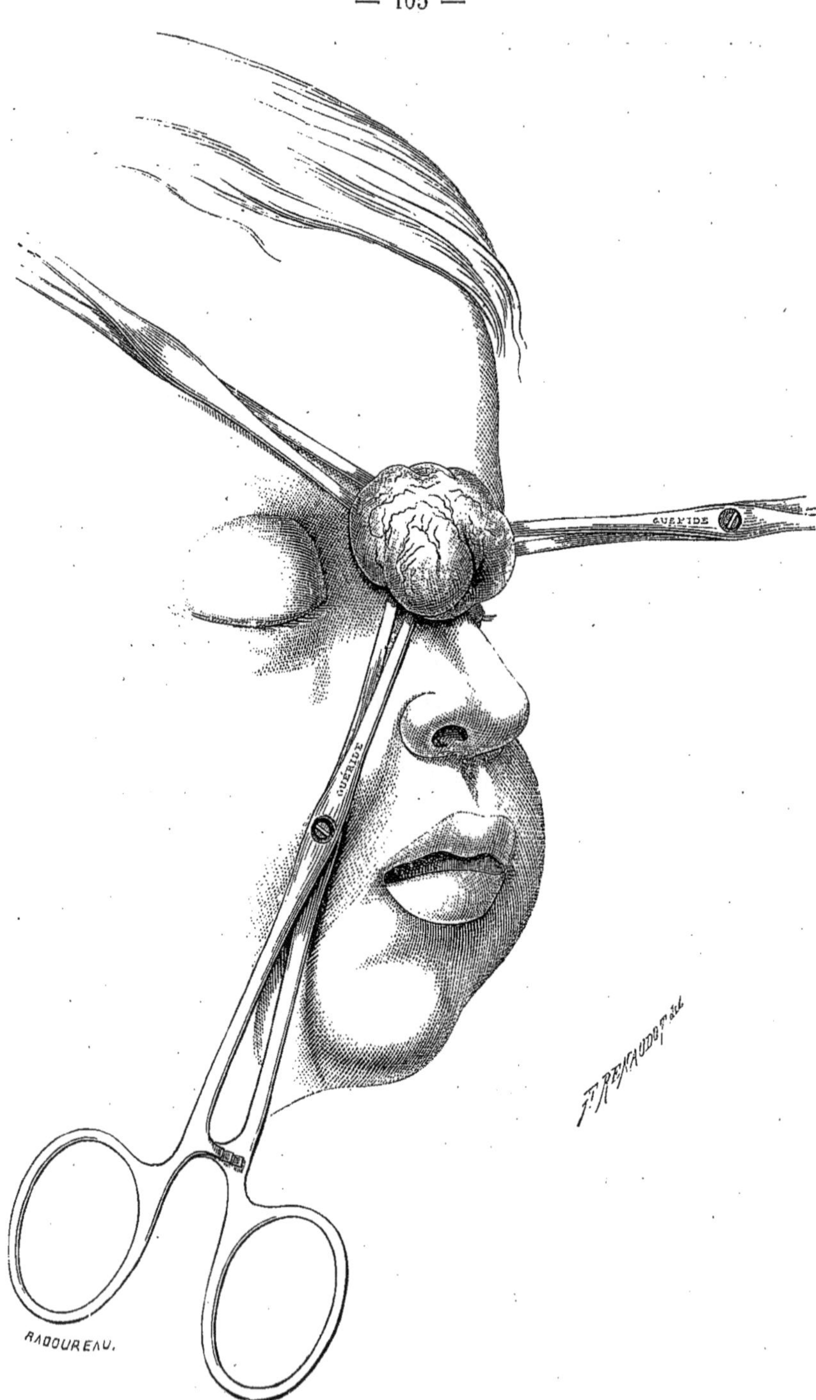

FIG. 35. — Ablation d'un angiome de la région intersourcilière (PÉAN).

retirées qu'au bout de quatre heures. Il n'y eut pas d'hémorrhagie et la réunion se fit presque entièrement par première intention.

Inutile de dire que ce procédé est applicable à tous les angiomes pédiculisables, quel que soit leur siège.

Les kystes de l'ovaire à pédicule plus ou moins mince entrent au point de vue de l'hémostase préventive par pincement dans la catégorie que nous décrivons actuellement.

Lorsque le pédicule est étroit, une pince à mors longuets de force suffisante s'opposera à l'écoulement sanguin au moment où ce pédicule sera sectionné. Est-il un peu aplati et étendu, on y appliquera deux pinces dont les extrémités opposées dépasseront la ligne médiane du pédicule.

Nous ne parlerons pas ici des kystes ovariques à pédicule très large ni des kystes inclus dans le ligament large, le procédé opératoire étant absolument différent.

Après avoir étudié le pincement préventif d'emblée total dans l'ablation des tumeurs, voyons le profit qu'on en peut tirer dans celle des organes.

Opération X. — *Sarcome du testicule. Castration. Pas de ligature du cordon. Guérison.*

D., Benoit, trente-cinq ans, entre le 12 décembre dans le service de M. Péan, salle Saint-Augustin, n° 43, pour une tumeur du testicule droit datant de deux ou trois ans. Il y a 2 mois une ponction faite par un médecin de la ville donna issue à une petite quantité de sérosité; l'ouverture est dès lors restée fistuleuse et donna lieu à un écoulement séreux peu abondant.

Diagnostic : cancer du testicule. Castration le 14 décembre. Deux incisions courbes se rejoignant par leurs extrémités sont faites sur les téguments par M. Péan, qui cherche ensuite à isoler la tumeur. Cette opération est rendue difficile dans la moitié inférieure par l'inflammation adhésive qui s'est manifestée dans la tunique vaginale à la suite de la ponction ; il fallut faire une dissection pendant laquelle quelques pinces furent placées sur les vaisseaux divisés. Dans la moitié supérieure, l'absence d'adhérences permet d'arriver facilement sur le cordon qui paraît normal. M. Péan le saisit en masse avec deux pinces hémostatiques placées très obliquement de façon à pouvoir facilement plus tard les amener dans la plaie,puis il sectionne le cordon immédiatement au-dessous des mors. Les pinces qui avaient été placées sur les téguments sont enlevées immédiatement ; celles qui compriment le cordon restant en place, puis les deux tiers supérieurs de l'incision étant fermés par quatre points de suture, une mèche contenant un tube à drainage est introduite dans la plaie. Les pinces sont retirées le lendemain matin, vingt heures après l'opération. Pas d'hémorrhagie. La cicatrisation fut un peu plus retardée par la formation dans l'aine d'un petit abcès situé sur le trajet du cordon.

Les opérations qui portent sur les grandes et petites lèvres se prêtent admirablement bien à l'hémostasie préventive. M. Péan, dans son *Traité du morcellement* décrit en ces termes l'ablation d'une tumeur hypertrophique des petites lèvres.

Opération XI. — *Ablation des petites lèvres.*

« Nous fîmes tout d'abord l'hémostasie préventive avec des pinces à mors droits et flexibles appliquées verticalement l'une à la partie supérieure, l'autre à la partie inférieure au ras de l'hymen. Nous réséquâmes ensuite par parties toute la tumeur à un demi-centimètre en dehors des pinces et nous réunîmes aussitôt après les lèvres de la solution de continuité par de nombreux points de suture, à anses séparées avec du crin de Florence. La suture achevée nous enlevâmes les pinces sans avoir perdu une goutte de sang. Nous agîmes ensuite de même pour l'ablation de la petite lèvre du côté opposé. »

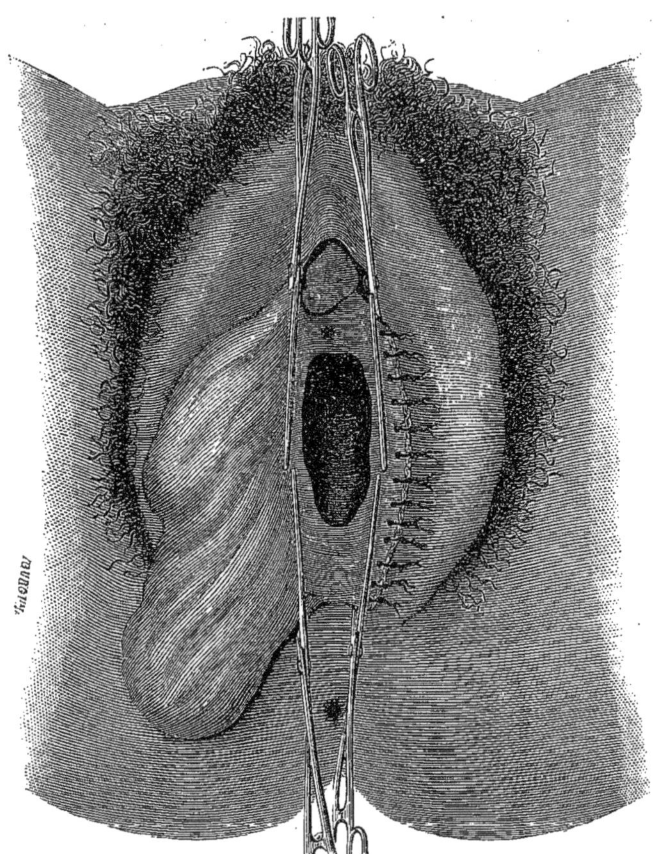

FIG. 36. — Hémostase préventive dans l'ablation des petites lèvres hypertrophiée (PÉAN).

OPÉRATION XII. — *Tumeur de la langue. Ablation avec des ciseaux après hémostasie préalable par les pinces à arrêt (Observ. VII du mémoire* de DENY et EXCHAQUET).

« X..., dix-sept ans, salle Saint-Augustin, n° 55, porte sur la partie moyenne de la moitié droite de la langue une tumeur de la grosseur d'une petite noix, développée dans l'épaisseur de l'organe, recouverte par une muqueuse fortement congestionnée et hérissée de papilles hypertrophiées dont la pression fait immédiatement saillir de véritables jets de sang.

On ne sent pas de ganglions. Le malade a subi sans succès dans le service de M. Besnier différents traitements internes et est envoyé à M. Péan pour être débarrassé de sa tumeur qui, après s'être accrue len-

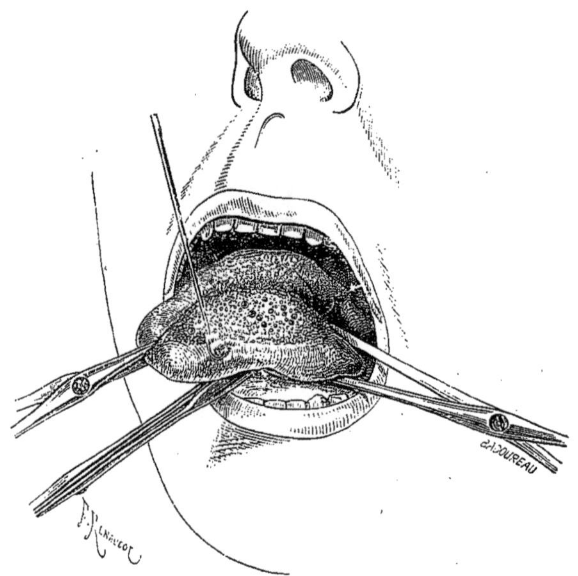

FIG. 37. — Disposition des pinces dans l'ablation d'une tumeur linguale (PÉAN).

tement et d'une façon intermittente pendant trois ans environ, s'est développée continuellement et plus rapidement depuis six mois.

L'opération est pratiquée le 28 novembre 1874. Le malade étant chloroformisé, la langue est attirée et maintenue au dehors par une pince à griffes, puis M. Péan place une pince à hémostase longitudinalement sur la partie médiane de la langue; une seconde pince est appliquée transversalement en arrière de la tumeur; une troisième est placée sur le plancher buccal entre les deux précédentes. Ces trois pinces se rencontrent presque par les extrémités de leurs mors, isolant ainsi complètement la partie où siège la tumeur. Celle-ci est alors rapidement excisée par deux coups de ciseaux; *la plaie ne laisse pas échapper une goutte de sang.* »

Depuis l'époque où parut cette observation, le pincement préventif d'emblée total et direct, a toujours été méthodiquement employé par M. Péan. Pour la langue plus peut-être que pour toute autre région, il mérite d'être pris en sérieuse considération. Malgré les nombreux travaux publiés depuis cette époque

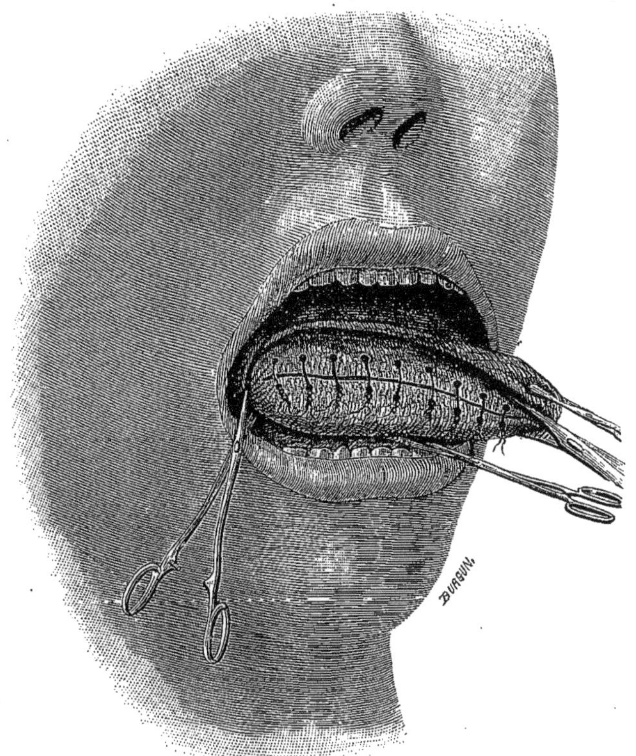

FIG. 38. — Suture de la langue après l'ablation de la tumeur (PÉAN).

sur l'ablation de la langue par le procédé de M. Péan, sa méthode s'est peu vulgarisée. M. le professeur Tillaux néanmoins après avoir expérimenté les procédés anciens tels que ligature à anse de Biorthen (1807), incision après ligature (Lisfranc, 1827, et

Mayor de Lausanne), écrasement linéaire (Chassaignac, 1850, Maisonneuse, 1858), galvano-cautère (Middeldorpf de Breslau, 1855) et enfin thermo-cautère, M. le professeur Tillaux nous fait savoir dans le tome I de sa Chirurgie clinique de 1886 « qu'il est revenu pour son compte à l'usage du bistouri ou mieux des ciseaux, mais après avoir cerné préalablement la tumeur avec de longues pinces à forcipressure de Péan qui dans ce cas particulier rendent les plus grands services ; la section, dit-il, est exsangue ; si l'on retire les pinces, il est facile le plus souvent de mettre un fil sur le vaisseau ouvert, de le tordre, d'y appliquer une petite pince hémostatique qui reste 24 heures en place ».

Tout dernièrement, au cours d'une discussion qui s'est élevée à la Société de chirurgie (séance du 4 février 1891), au sujet de la réunion par 1re intention à la suite de l'extirpation des tumeurs de la langue, M. Richelot a fait savoir qu'il mettait derrière la tumeur linguale une pince à demeure et qu'il laissait celle-ci pendant 24 heures.

La pratique de M. le professeur Tillaux est bonne en principe, mais la description nous paraît écourtée. Il est important de savoir exactement comment il est possible de cerner de toutes parts la tumeur. Quant à celle de M. Richelot, elle est insuffisante à produire une bonne hémostasie préventive ; tout au plus l'application de son unique pince diminuerait-elle l'écoulement du sang par la compression d'un certain nombre de vaisseaux. La vascularité de la langue est telle que pour obtenir une hémostase préventive sérieuse, il faut appliquer au moins 3 pinces en sachant les disposer de façon à interrompre complètement la circulation dans le domaine du néoplasme. Les pinces dont se sert M. Péan, dites pinces à langue, doivent être de force moyenne ; deux d'entre elles sont à mors longuets dentés et courbées sur le plat, l'un des mors est légèrement pointu ; la troisième pince peut être une longuette ordinaire.

Opération XIII. — *Ablation de tumeurs de la langue.*

Supposons qu'il s'agisse d'enlever un cancer de l'extrémité antérieure de la langue. On attire celle-ci au dehors en saisissant sa pointe avec une pince hémostatique ordinaire, afin de s'assurer exactement de l'étendue du néoplasme. On enfonce alors dans l'épaisseur même de la langue, en se rapprochant le plus possible du plancher de la bouche, la branche pointue de l'une des pinces courbes. Lorsque l'extrémité de la pince a dépassé la ligne médiane, on fixe la pince au moyen de sa crémaillère ; on introduit à ce moment la seconde pince courbe au niveau de l'autre bord de la langue de la même manière et avec les mêmes précautions que pour la première pince. On s'arrange de façon que l'extrémité de cette pince après avoir dépassé la ligne médiane se trouve en arrière de la précédente et parallèle à celle-ci. On a ainsi interrompu sûrement toute communication vasculaire avec la base de l'organe. Pour empêcher l'afflux du sang par la partie inférieure, il ne reste plus qu'à placer la longuette au niveau du plancher de la bouche, en ayant soin de l'enfoncer jusqu'à ce que son extrémité arrive à peu près au niveau des deux autres pinces ; la tumeur bien cernée peut être abattue dès lors en deux ou trois coups de ciseaux. Le plus souvent, malgré ces précautions, il s'échappe un peu de sang par quelques artérioles. Il suffit dans ce cas de placer sur les vaisseaux saignants de petites pinces hémostatiques ordinaires.

A ce moment il est préférable, croyons-nous, de suivre le procédé de M. Péan qui consiste à *faire immédiatement la suture* de la muqueuse linguale au moyen de crins de Florence passés dans l'épaisseur même de la langue et de laisser en place pendant 2 heures les 3 pinces qui ont servi à l'hémostase préventive. M. Tillaux en les enlevant perd tout le bénéfice de l'hémostase préventive et s'expose à des hémorrhagies redoutables.

Certains chirurgiens, M. Berger entre autres, n'admettent pas de pincement, même temporaire ; nous doutons que leur exemple soit suivi par la majorité des opérateurs. Disons incidemment que le chloroforme peut être administré sans inconvénient pendant tout le cours de l'opération; il est facile en maintenant le malade presque assis au moyen d'alèzes roulées placées derrière son dos et en disposant de chaque côté du vestibule une éponge sèche, d'éviter l'écoulement du sang, si minime soit-il, dans la trachée.

Remarque. — Lorsqu'on se trouve en présence d'un épithélioma de la base, l'application des 3 pinces se fait sans trop de difficultés.

Mais dans ce cas la suture immédiate ne peut être faite d'une façon complète et il faut pour éviter l'hémorrhagie n'enlever les pinces que 24 heures après.

Telle sera également la conduite du chirurgien lorsque le néoplasme aura envahi le plancher de la bouche. Dans ce dernier cas, outre les 3 pinces placées sur la langue, il est bon d'appliquer sur le plancher même de la bouche parallèlement à la branche horizontale du maxillaire deux pinces fortes à mors longuets dentés et courbes à extrémités pointues dont l'un des mors sera profondément enfoncé dans les tissus.

La disposition des pinces varie suivant le siège ou l'étendue de la tumeur, quelle que soit du reste sa nature. S'agit-il par exemple d'une tumeur bien localisée à l'un des bords de la langue, on pourra se contenter de deux pinces, l'une courbe placée comme nous l'avons dit plus haut ; l'autre droite (longuette forte dentée) qu'on placera sur la ligne médiane de l'organe dont l'extrémité arrive au contact de l'autre pince.

Ce procédé opératoire si simple permet au chirurgien d'enlever tout le tissu malade sans être obligé de recourir à la résection du maxillaire inférieur, à l'incision de la région sus-hyoïdienne et de la joue qui ne sont pas sans inconvénient pour le malade.

Il est, pensons-nous, appelé à remplacer les autres procédés d'ablation de la langue dont quelques-uns sont déjà tombés en désuétude (ligature, écrasement linéaire, destruction avec les flèches de canquoin).

Le procédé le plus employé de nos jours, la galvanocaustie, ne préserve pas toujours de l'hémorrhagie. Nous avons pu voir pendant l'année que nous avons passée dans le service de M. Polaillon un flot de sang s'échapper de la bouche au moment où l'anse galvanique sectionna les linguales et il fallut pour l'arrêter interrompre l'opération et placer des pinces sur ces vaisseaux.

Le thermocautère est passible du même reproche. Comme l'avoue Bouisson dans l'article du Dict. de Dech. de 1868 : « la cautérisation au fer rouge n'est pas toujours suffisamment efficace ». Dans un cas d'amputation faite par Velpeau (*Gaz. heb.*, 1842) le cautère actuel permit d'arrêter l'hémorrhagie immédiate, mais à deux reprises différentes l'écoulement sanguin se reproduisit et la mort du malade en fut la conséquence.

Remarques. — Comme on peut le voir par les différentes opérations que nous venons de relater, rien n'est plus simple que le pincement préventif d'emblée total lorsqu'il s'agit de tumeurs à pédicules longs et grêles.

Lorsque le pédicule est large, mais peu épais, l'hémostase préventive s'obtient aisément, si la région où s'est développée la tumeur est facilement accessible. Dans certains cas, il suffira d'appliquer sur cette base deux pinces longuettes à mors longuets droits (voir obs. Hypertrophie des petites lèvres) avant d'exciser la tumeur ; dans d'autres cas on se servira de pinces à mors plus ou moins courbes en rapport avec la conformation de la région.

Pour les tumeurs érectiles de la lèvre inférieure, l'opérateur peut tirer grand avantage de la pince à mors mobiles figurée ici, qu'il s'agisse de l'enlever au bistouri ou de déterminer la formation de thromboses par arrêt de la circulation. Si la base de la

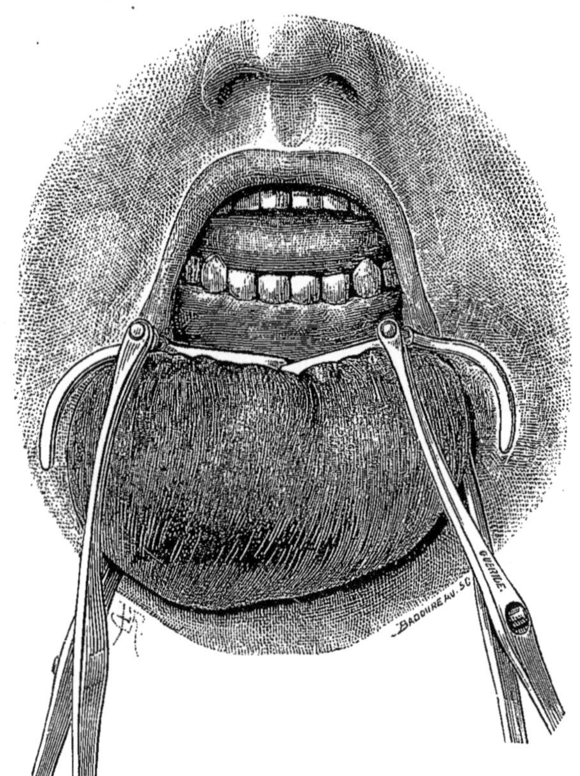

FIG. 39. — Pinces à mors mobiles destinées à la lèvre inférieure (PÉAN).

tumeur est étalée (observ. Angiome de la région sourcilière) on la circonscrira au moyen de trois pinces.

Quoi qu'il en soit, le pincement préventif d'emblée total est un procédé parfait d'hémostase. Et, si on a soin, sans enlever les pinces, de rapprocher, de bien affronter les surfaces sectionnées par des sutures au crin de Florence ou au fil d'argent faites un peu profondément, on ne perdra pas une goutte de sang. Ce procédé rend inutiles les ligatures vasculaires.

Il est prudent de laisser les pinces en place 2 ou 3 heures après cette suture dans les régions très vasculaires ou à la suite d'opérations d'angiome, mais dans le plus grand nombre des cas, elles peuvent être enlevées immédiatement après la suture sans qu'on ait à redouter la moindre hémorrhagie. Lorsque les fils de suture sont convenablement appliqués, ils réalisent une hémostase définitive parfaite (filopressure).

b) Pincement préventif d'emblée total. *Indirect.* — La section porte à une certaine distance des mors des pinces.

Opération XIV. — *Ablation d'une tumeur du nez.*

Les tumeurs bien circonscrites du lobule du nez exigent pour leur ablation, l'emploi du pincement préventif d'emblée total indirect.

Supposons qu'il s'agisse d'un angiome du bout du nez. Deux pinces à mors longuets suffisamment courbes sur le plat sont placées de telle façon que l'un des mors chemine dans les fosses nasales tandis que l'autre reste au dehors.

Avant de les fixer, on leur donne une direction telle que les extrémités des deux pinces se touchent sur la ligne médiane tandis que leur partie inférieure comprime l'aile du nez tout près du sillon naso-labial. Une troisième pince de force convenable à mors longuets droits est introduite dans le nez de manière à comprimer la cloison.

Elle doit être assez longue pour que l'extrémité des mors arrive jusqu'au niveau de l'extrémité des deux autres pinces.

On circonscrit de cette façon toute la région nasale. L'hémostasie préventive étant assurée, il ne reste plus qu'à inciser le nez sur la ligne médiane, à enlever le tissu morbide en se servant de la pince à griffes, des ciseaux et du bistouri.

On suture ensuite la peau, au moyen de crins de Florence passés profondément et on enlève les pinces une demi-heure après cette suture.

Au point de vue de la disposition des pinces, le procédé est le même, qu'il s'agisse d'un angiome ou de toute autre tumeur du lobule du nez.

Opération XV. — *Bec-de-lièvre et épithélioma des lèvres.*

L'hémostasie préventive par pincement peut beaucoup simplifier les opérations qui se pratiquent sur les lèvres, qu'il s'agisse d'un bec-de-lièvre ou d'une tumeur néoplasique. Plus n'est besoin de se servir pour faire la compression des coronaires des doigts d'un aide toujours gênants, quelle que soit son habileté. Lorsqu'on opère sur la lèvre inférieure, il suffit de placer deux pinces à mors longuets légèrement courbés sur le plat de façon que leur axe soit perpendiculaire à l'axe de la lèvre. La branche profonde introduite au niveau de la commissure labiale chemine entre la face postérieure de la lèvre et le bord alvéolaire. Arrivée au niveau du repli gingivo-labial elle s'enfonce dans les parties molles et rase la face antérieure du maxillaire supérieur jusqu'au niveau de l'orifice antérieur des fosses nasales. La branche superficielle s'applique sur la peau ; son extrémité remonte jusqu'à l'aile du nez. En fermant la pince on comprime toute la région naso-labiale. Une troisième pince à mors longuets droits est placée sur la cloison du nez de manière à prévenir l'afflux du sang de ce côté.

Les pinces étant ainsi disposées, l'opérateur taille ses lambeaux, et enlève la tumeur sans qu'il ne s'écoule une goutte de sang.

S'agit-il d'un épithélioma peu étendu de la lèvre inférieure, deux pinces à mors longuets droits placées au niveau des commissures perpendiculairement à la direction de la lèvre suffisent ha-

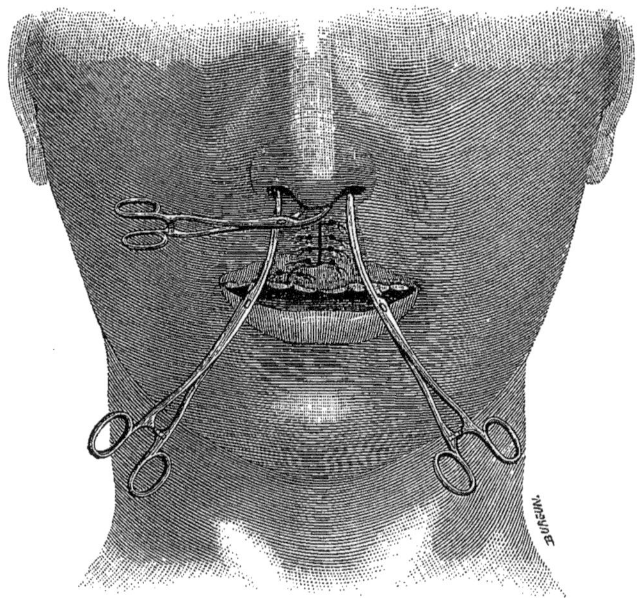

FIG. 40. — Disposition des pinces pour prévenir l'écoulement du sang dans l'opération du bec-de-lièvre.

bituellement à assurer l'hémostase. Si la tumeur envahit la région mentonnière, au lieu d'arrêter la pince au niveau du repli gingivo-labial, on perforera ce repli et on fera cheminer la branche profonde de chaque côté au-devant de la face antérieure du maxillaire inférieur jusqu'à ce qu'on ait dépassé les limites inférieures de la tumeur. On circonscrira alors les parties malades par une incision elliptique et on les sectionnera suivant le grand axe de la tumeur jusqu'à ce que l'on soit arrivé en tissu absolument sain. A ce moment, on n'aura plus qu'à enlever séparément les deux moitiés de la tumeur en suivant la 1re incision et en creusant. Les sutures devront être faites immédiatement avant l'ablation des pinces.

Si le délabrement a été trop considérable, on aura recours, comme on le fait habituellement, à l'autoplastie immédiate.

D. **Pincement préventif total progressif.** — L'hémostase est réalisée par l'application progressive des pinces à mesure qu'on morcelle la tumeur.

OPÉRATION XVI. — *Amputation de membres.*

1° *Pincement progressif direct.* — Section des tissus au ras du mors de la pince.

Nous avons eu l'occasion d'assister à un certain nombre d'amputations, soit de cuisse, soit de jambe, soit de bras, et nous avons pu nous convaincre que l'hémostasie préventive par *pincement peut être dans certains cas* avantageusement substituée à l'ischémie esmarchienne dont elle supprime les inconvénients.

Après avoir rapidement incisé la peau suivant les règles opératoires ordinaires ou les nécessités du moment, le chirurgien place sur les vaisseaux tégumentaires saignants quelques pinces hémostatiques ordinaires.

Dans ce temps, le sang ne s'écoule jamais en grande abondance à cause du faible calibre des vaisseaux et de la rapidité avec laquelle peut se faire le pincement des régions saignantes.

S'armant alors de longues et fortes pinces à mors longuets et à extrémités légèrement pointues, l'opérateur enfonce dans l'épaisseur des tissus l'un des mors de la pince et rapprochant les deux anneaux enserre fortement entre leurs mors une certaine épaisseur de tissus qu'il n'a plus qu'à sectionner.

L'application de cette première pince ne doit pas se faire indifféremment sur n'importe quelle partie du membre. Il importe qu'elle soit placée perpendiculairement à la direction du vaisseau principal du membre dont on n'aura plus à s'inquiéter jusqu'à la fin de l'opération. La section entre deux fortes pinces est recommandable. Elle met à l'abri des hémorrhagies veineuses. Lorsque le paquet vasculo-nerveux a été divisé, on traverse avec l'un des mors une certaine épaisseur des tissus environnants et on coupe indistinctement tout ce qui se trouve saisi entre les mors de la pince (aponévrose, muscles, nerfs, artères, veines, etc.).

En procédant de la sorte, on arrive *progressivement* à couper toutes les parties molles sans avoir perdu une goutte de sang. La rugine et la scie terminent l'opération. Voilà donc un exemple parfait de pincement progressif total direct.

Remarque. — Nous devons dire cependant que ce mode d'hémostase par pincement, n'est pas toujours employé dans toute sa rigueur. Après la section au-devant des mors de la pince des gros vaisseaux du membre, le chirurgien *pour aller plus vite* sectionne sans les pincer les masses musculaires et arrête l'hémorrhagie produite au moyen de pinces hémostatiques ordinaires.

Ce procédé n'offre aucun inconvénient, à la condition que *l'on sache pincer* et que le malade ne soit pas trop pauvre de sang. Il appartient alors au pincement préventif combiné.

Opération XVII. — *Epithélioma du rectum, de la partie inférieure de l'S iliaque et du tiers supérieur de la cloison recto-vaginale. Ablation totale des portions malades. Création d'un anus artificiel dans la région anale.*

Nous devons à l'obligeance de M. Péan une observation remarquable d'ablation du rectum, à laquelle nous avons assisté.

Nous sommes heureux de pouvoir décrire complètement le procédé opératoire employé par notre maître, car il est nouveau et montre bien l'importance du pincement préventif total progressif direct combiné au morcellement dans les régions vasculaires.

La malade étant chloroformée et la toilette antiseptique de la région étant faite, M. Péan procède à l'hémostasie préventive de la cloison recto-vaginale en plaçant sur toute sa hauteur deux pinces à mors dentés suffisamment longs, dont l'un des mors est introduit dans le rectum, l'autre dans le vagin de façon à pincer de chaque côté cette cloison aussi loin que possible de la ligne médiane.

« Lorsque l'hémostasie est ainsi assurée, nous coupons la cloison d'avant en arrière sur la ligne médiane depuis l'anus jusqu'au col de l'utérus, en ouvrant les culs-de-sac utéro-vaginal et utéro-péritonéal postérieur sans avoir une goutte de sang.

Ces pinces servent en même temps de point d'appui pour écarter l'une de l'autre les deux moitiés de la cloison divisée et pour renverser en dehors la paroi antérieure du rectum. On constate, après cette section, que le tiers supérieur de la cloison recto-vaginale est envahi dans toute son épaisseur, de même que les tuniques muqueuse et musculeuse en arrière de l'utérus qui lui-même n'est pas envahi.

On constate également que les parois latérales du rectum sont envahies par le néoplasme et que la paroi postérieure est prise dans toute son épaisseur depuis le bord supérieur du sphincter jusqu'à la portion inférieure de l'S iliaque exclusivement.

Pour bien voir tout le tissu morbide et pour pouvoir l'enlever complètement, nous sectionnons la paroi postérieure du rectum sur la ligne médiane de bas en haut au moyen d'une incision qui intéresse en même temps la région anale jusqu'au coccyx. Cette nouvelle section est faite sans perte de sang, malgré le développement du bourrelet hémorrhoïdal grâce à l'application rapide de pinces hémostatiques à mors longuets placées de chaque côté en nombre suffisant. Aussitôt après, le coccyx est réséqué avec notre pince emporte-pièce. Grâce à cette nouvelle section préliminaire, il nous devient facile de voir que le cancer au niveau de la paroi postérieure s'est propagé dans le tissu cellulaire des fosses pelvi-rectales sur une étendue de 4 à 5 centim.

Il nous reste alors à enlever de chaque côté des incisions faites à la paroi antérieure et postérieure du rectum tout le tissu malade. Nous commençons par la moitié gauche qui est la plus atteinte.

Pour mieux y parvenir, nous sectionnons transversalement le rectum au-dessus du sphincter anal à un centimètre au-dessous des tissus malades, obliquement de bas en haut et d'arrière en avant. Lorsque cette section est faite assez profondément, nous enlevons par morcellement de bas en haut tous les tissus malades. »

Pendant le cours de cette opération, l'hémostasie préventive a été faite progressivement de bas en haut. Avant de séparer les parties malades des tissus qui les entouraient, M. Péan eut soin de placer entre eux des pinces hémostatiques à mors longuets qui enserraient dans leurs mors les vaisseaux de la périphérie.

L'application des pinces se fit sans difficulté en enfonçant dans les tissus périrectaux les mors des pinces et en rasant la face externe de la paroi rectale.

Après l'ablation de la totalité du mal, il était possible de voir toute une série de nombreuses pinces ordinaires et longuettes à mors longuets étagées de bas en haut dans le champ opératoire, aussi bien en avant qu'en arrière et sur les côtés.

Bien que la dernière partie de l'observation soit très intéressante, nous croyons ne pas devoir la donner ici, car elle sort entièrement de notre sujet. On verra du reste dans le prochain tome des Cliniques de l'hôpital St-Louis comment M. Péan put : 1° abaisser l'S iliaque de façon à adosser sa paroi antérieure au bord vaginal de l'utérus et à la suturer à ce niveau pour empêcher les matières fécales de refluer dans le cul-de-sac antérieur du péritoine ; 2° attirer la partie postérieure de l'S iliaque et la suturer aux lèvres de la plaie cutanée qui, on se le rappelle, s'étendait en arrière jusqu'au coccyx ; 3° enfin attirer en bas les faces latérales de l'S iliaque de façon à les adosser à la lèvre inférieure du rectum et du vagin.

2° *Pincement préventif total progressif indirect.* — La section laisse au-devant des mors de la pince une certaine étendue de tissus sains.

Ce mode de pincement qu'on n'emploie que rarement est l'analogue du pincement préventif d'emblée total indirect. Ses applications sont très restreintes. L'opérateur ne se trouve que rarement obligé de sectionner les tissus sains à distance des mors de la pince. Il emploie bien plus fréquemment la variété précédente. Aussi n'insisterons-nous pas sur cette subdivision peu importante du pincement progressif préventif. Combiné au pincement préventivo-définitif, il a le désavantage de livrer à la mortification une *étendue plus* grande de tissu, ce qui n'est pas sans inconvénient.

E. **Pincement préventif combiné.** — Après avoir assuré l'hémostase préventive en ischémiant autant que possible une région par pincement, le chirurgien place dans le cours de l'opération sur les vaisseaux qui saignent, des pinces à *hémostase temporaire*.

OPÉRATION XVIII. — *Cure radicale de hernie.*

1° *Pincement direct dans le foyer même de l'opération.* — Dans cette opération en général peu sanglante, l'emploi de pinces à hémostasie préventive proprement dite n'est pas nécessaire. Les petites pinces à hémostase temporaire suffisent.

Cette opération doit être rangée parmi celles où le pincement préventif se fait progressivement et se combine à l'hémostasie après section.

Incision cutanée assez longue pour dépasser en haut le niveau de l'anneau. Hémostase temporaire des vaisseaux de la peau.

Lorsqu'on a dépassé la couche profonde du derme et qu'on se trouve en présence du tissu cellulaire sous-cutané, il est fréquent de voir de grosses veines ou des artérioles assez volumineuses traversant le champ opératoire. Sans doute l'hémostase après section peut être encore utilisée, mais il est préférable de saisir les vaisseaux entre deux pinces avant de les sectionner. Il est toujours avantageux d'épargner le sang des malades. On agit de la sorte jusqu'à ce qu'on soit arrivé au sac herniaire. Celui-ci est le plus souvent dépourvu de vaisseaux. On le sectionne sur la sonde cannelée après s'être assuré qu'il n'existe aucune adhérence avec l'intestin ; on le dissèque soigneusement des parties voisines en ayant soin de le morceler, s'il est volumineux.

Le morcellement a l'avantage de débarrasser le champ opératoire d'un nombre considérable de pinces qui gênent la dissection du sac lorsque celui-ci est long et l'anneau large, on s'expose en outre en conservant le sac dans sa totalité à pincer l'intestin dans l'anse de catgut au moment où l'on fait la ligature du pédicule.

Opération XIX. — *Ablation du sein chez une femme très cachectique.*

Le pincement préventif progressif combiné direct peut être employé chez les individus cachectiques ou profondément anémiés. Rapportons une opération que nous avons vu faire par M. le Dr Prengrueber, chirurgien des hôpitaux, élève de M. Péan.

Il s'agissait d'une malheureuse femme atteinte d'un cancer du sein, qui par les hémorrhagies répétées qu'il déterminait, l'avait rapidement plongée dans un état profond d'anémie et de cachexie.

L'opération du reste palliative, avait pour but de débarrasser la malade des bourgeons néoplasiques ulcérés et mortifiés, dont la surface laissait suinter continuellement un liquide ichoreux d'une fétidité repoussante.

Des veines nombreuses et volumineuses sillonnaient la peau, et leur section aurait amené, quelle qu'eût été la rapidité avec laquelle elles eussent été pincées, une perte de sang notable.

Pour éviter cette hémorrhagie redoutable pour la malade, M. Prengrueber eut la patience de placer *tout autour* de la tumeur une double rangée de pinces à mors longs, entre lesquelles il coupa progressivement la peau et une partie des tissus sous-jacents.

Grâce à cette hémostase progressive, le profond sillon qu'il creusa autour de la tumeur put être fait sans perte de sang.

Le manuel opératoire fut des plus simples. Avant de faire la première incision, le chirurgien enfonça obliquement sous la peau le mors pointu d'une pince à mors longs de façon à le faire cheminer dans la couche musculaire sous-jacente. En fermant la pince, il comprimait les tissus sur une grande épaisseur. Une seconde pince fut placée de la même manière à un demi-centimètre de la précédente parallèlement à elle, et les tissus coupés entre les deux pinces.

Cette première incision ayant ouvert une brèche suffisamment grande, rien ne fut plus facile que de glisser *progressivement* d'autres pinces sous les tissus profonds jusqu'à ce que la tumeur cernée par cette double rangée de pinces, fut complètement séparée de la peau de la région mammaire.

Enlever le reste de la tumeur fut un jeu, M. Prengrueber le morcela, pinçant rapidement les vaisseaux, qui s'y rendaient par la partie profonde.

La malade ne perdit qu'une quantité négligeable de sang et cette opération palliative donna des résultats vraiment surprenants et encourageants. Non seulement elle supprima les douleurs, les hémorrhagies et les écoulements fétides, qui *empoisonnaient* à tous les points de vue l'existence de la malade, mais lui donna une survie à laquelle nous étions loin de nous attendre. Huit mois après l'opération, nous revîmes la malade. Elle avait engraissé. La large plaie avait bourgeonné et s'était en grande partie cicatrisée. Le centre offrait des bourgeons sur la nature desquels le doute n'était pas possible. Les ganglions axillaires avaient augmenté de volume, mais la malade ne souffrait plus et s'était remise à espérer.

2° *Pincement combiné indirect ou à distance.* — Les pinces sont *placées à distance du champ opératoire*. L'ischémie n'ayant pu être totale, le chirurgien pince les autres vaisseaux après section.

OPÉRATION XX. — *Angiome volumineux de la joue.*

Dans cette variété de pincement peut être classée une foule d'opérations, dont nous ne décrirons que les plus importantes. La face est certainement la partie du corps où ce mode de pincement trouve les applications les plus fréquentes.

Les angiomes de la face, qu'ils siègent sur les paupières, les joues, les lèvres, le nez, sont passibles de ce mode d'hémostasie.

Nombre d'autres procédés opératoires ont été et sont encore employés pour les guérir.

On peut les ranger en trois groupes :

Les uns comme la compression, l'application de collodion, de courants électriques continus, des injections de perchlorure de fer ont pour but de déterminer la rétraction cicatricielle de la tumeur.

Les autres, tels que la vaccination, l'introduction dans le tissu morbide de nitrate d'argent ou de potasse caustique tendent à leur destruction par modification moléculaire.

Enfin, la ligature, l'ablation à l'aide du thermo et du galvanocautère suppriment plus rapidement la tumeur que les moyens précédents.

M. Péan, dans le tome VII de ses Cliniques, donne à propos du traitement des angiomes un conseil qu'on ne saurait trop priser. « Lorsqu'il s'agit d'angiome, il ne faut pas avoir de parti pris, adopter telle ou telle méthode à l'exclusion de toute autre, toutes peuvent être bonnes, et vous vous inspirerez pour le choix du procédé opératoire de la situation de la tumeur, de sa configuration, de ses rapports et parfois aussi de la variété d'angiome que vous aurez à traiter. »

Cependant, pour ne pas sortir du cadre que nous nous sommes tracé, nous ne décrirons que les procédés où le pincement est employé dans le but de prévenir l'hémorrhagie.

Par conséquent, en même temps que les procédés signalés plus haut nous omettrons de parti pris les ligatures du pédicule, la ligature du tronc artériel qui fournit les artères de la tumeur ; la ligature isolée des branches artérielles qui l'alimentent (1) et les incisions périphériques pratiquées autour de la tumeur (Physick, de Philadelphie, Lawrence, Gibson).

Nous éliminerons également le procédé que recommande M. le professeur Tillaux dans le tome I de la Chirurgie clinique et qui consiste « à cerner en une ou plusieurs séances la tumeur avec des pointes de feu introduites jusqu'au centre, tout autour de la base, à un centimètre environ d'intervalle l'une de l'autre, et à en appliquer ensuite quelques-unes au centre perpendiculairement à la surface ».

« Comme le reconnaît M. Tillaux, ce traitement qui réussit dans la majorité des cas échoue lorsque la tumeur est volumineuse, volume du poing à une tête de fœtus. »

(1) Pelletan, A. Cooper, Brodie, Roux, Dupuytren.

Le procédé de M. Péan offre ceci d'avantageux qu'il est justement applicable au cas où les autres méthodes deviennent insuffisantes, c'est-à-dire lorsque la tumeur a acquis un grand développement. Avant lui, l'extirpation au bistouri des tumeurs angiomateuses, avait été soigneusement mise de côté en France, et Porta qui la préconisait en Italie ne s'était jamais adressé (Traité des tumeurs de Broca) qu'à des tumeurs érectiles assez superficielles et de petit volume.

Cette crainte du bistouri était justifiée par les hémorrhagies redoutables auxquelles donnait lieu l'incision de ces tumeurs. « Les tumeurs, même les plus petites, donnent beaucoup de sang pendant leur ablation. J'ai vu une hémorrhagie excessivement abondante survenir pendant l'ablation d'une tumeur située immédiatement au-dessus de l'orbite. On dut lier 6 à 8 artères pour venir à bout de cette hémorrhagie » (1).

Mais ne croyez pas que le bistouri soit mal vu du chirurgien. L'hémorrhagie seule l'effraie. En effet, comme le dit le même auteur, « quand la tumeur est volumineuse et bien limitée, quand elle n'affecte pas la peau sur une large étendue, l'ablation à l'aide du bistouri est le meilleur moyen pour guérir la maladie. Le grand reproche qu'on peut adresser à cette opération c'est d'exposer à une perte de sang ». La méthode de l'hémostase par pincement préventif combiné indirect ou à distance a résolu le problème.

Supposons que nous ayons affaire à un vaste angiome de la joue. La disposition des pinces est très importante.

Avant de donner le moindre coup de bistouri, il faut circonscrire la tumeur de toutes parts avec des pinces, de façon à intercepter l'abord du sang par les parties latérales de la tumeur.

(1) Henry Trentham, chirurgien assistant de St-Bartholomews' hospital à Londres. Article Angiome. *Dict. encyclop. international de chirurgie.*

Pour cela M. Péan a l'habitude de placer une pince à mors très longs dont l'un des mors légèrement pointu introduit entre la face postérieure de la lèvre supérieure et le rebord alvéolaire du maxillaire supérieur doit, après avoir perforé le repli gingival, s'appliquer immédiatement au-devant de la portion correspondante du

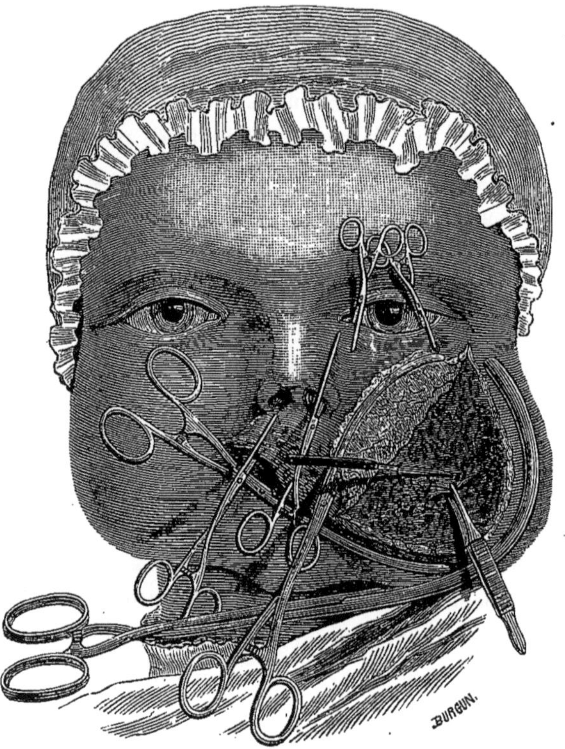

Fig. 41. — Disposition des pinces à hémostase préventive pour l'ablation d'un vaste angiome de la joue (Péan).

maxillaire supérieur jusqu'au niveau de l'angle interne de l'œil.

Lorsqu'il emploie une pince à mors longuets ordinaire dont l'extrémité ne s'élève pas au-dessus de l'aile du nez, M. Péan a soin pour interrompre la circulation à la partie supérieure du nez de placer une seconde pince dont l'un des mors chemine dans la fosse nasale, et dont l'autre répond à la peau. Celle-ci doit être assez longue pour que son extrémité arrive jusqu'au niveau de la racine du nez.

Il applique, en outre, sur la paupière inférieure deux petites pinces légères à mors courts qui interceptent toute circulation de ce côté.

Pour supprimer l'afflux sanguin dans la partie inférieure, il suffit de placer une grande pince à mors longuets plus ou moins courbés sur le plat suivant les nécessités, dont l'un des mors est introduit dans la cavité buccale, parallèlement au rebord alvéolaire et à la branche montante du maxillaire inférieur et dont l'autre mors répond à la peau. Si la tumeur s'étend du côté de la parotide, il est avantageux après avoir fait suivre au mors pointu d'une pince forte très courbe le rebord alvéolaire du maxillaire supérieur de perforer le vestibule de la bouche dans sa partie la plus reculée et de faire cheminer ce mors au-devant de la parotide sur une étendue plus ou moins grande, l'autre mors répondant à la peau.

Dans ce cas, en même temps que la transverse de la face et le canal de Sténon, on comprime fatalement le nerf facial, mais comme cette compression est médiate, c'est-à-dire transmise par les parties molles, les fibres du nerf ne sont pas détruites et la paralysie faciale qui peut en résulter est passagère. La tumeur étant cernée de toutes parts sauf dans les parties profondes, on peut inciser hardiment l'angiome. Pour éviter toute perte de sang, il est bon de pincer immédiatement après avec de longues pinces à mors longuets et courbes peu forts les deux lèvres de l'incision et de se porter immédiatement vers la sous-orbitaire sur les branches de laquelle on jettera une pince. Ceci fait, on enlève morceau par morceau le tissu morbide soit en une, soit en plusieurs séances.

Quoi qu'il en soit, il faut après l'opération laisser les pinces en place pendant une ou deux heures, et comprimer la plaie d'avant en arrière au moyen d'éponges fixées par des bandes. Telle est également la disposition des pinces s'il s'agit d'enlever un épithélium de la joue.

Opération XXI. — *Maxillaire supérieur et fosses nasales.*

Nous groupons dans un même chapitre la résection partielle ou totale du maxillaire supérieur et l'ablation de polypes nasopharyngiens volumineux, car dans l'un et l'autre cas la disposition des pinces qui assurent l'hémostase préventive est la même.

Nous n'insisterons pas sur les différentes formes données à l'incision par les auteurs, ni sur le manuel opératoire de la résection du maxillaire supérieur telle qu'on la pratique habituellement. Nous nous efforcerons simplement de montrer comment doit être faite l'hémostase préventive. Disons avant d'aller plus loin qu'elle ne peut être réalisée que par l'emploi méthodique des pinces tel que nous l'avons vu faire bien des fois par M. Péan.

Les pinces sont disposées de la manière suivante :

Deux pinces hémostatiques à mors longuets sont placées sur la lèvre supérieure de chaque côté de la ligne médiane de façon que l'extrémité du mors profond remonte jusqu'au repli gingivolatéral tandis que le mors superficiel arrive au voisinage de la narine. Deux autres pinces à mors beaucoup plus longs que les précédents et légèrement courbes sont placées de chaque côté de la ligne médiane du nez ; l'un des mors se trouve dans la fosse nasale tandis que l'autre est au contact de la peau. L'extrémité des mors de ces pinces s'élève jusqu'au niveau de l'union des 2/3 inférieurs avec le 1/3 supérieur du nez. Une quatrième pince comprime la peau au niveau de la racine du nez. Enfin, deux petites pinces sont disposées sur la paupière inférieure au niveau des angles interne et externe de l'œil sans perforer le cul-de-sac conjonctival.

Dès lors les incisions peuvent être faites. La lèvre inférieure puis le nez sont sectionnés rapidement sur la ligne médiane ; il ne reste plus pour pouvoir rabattre en dehors le lambeau qu'à faire

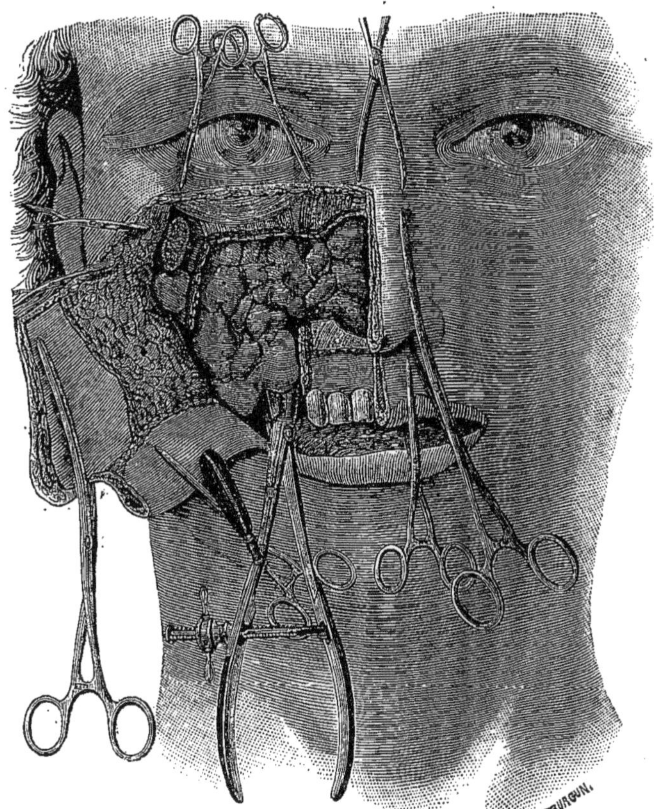

Fig. 42. — Disposition des pinces à hémostase préventive pour l'ablation du maxillaire inférieur et des tumeurs volumineuses des fosses nasales.

une incision de toutes les parties molles parallèlement au rebord inférieur de l'orbite en partant de l'extrémité supérieure de l'incision nasale et à détacher ensuite la muqueuse gingivo-jugale. Ces deux dernières incisions pourraient être faites à la rigueur entre 2 pinces. Mais le plus souvent cette petite précaution est négligée à cause du peu de tendance qu'ont ces tissus à saigner et de la facilité avec laquelle on pourrait arrêter l'hémorrhagie. Ce lambeau étant entièrement rejeté en dehors, on découvre du même coup toute la face antérieure du maxillaire supérieur, du

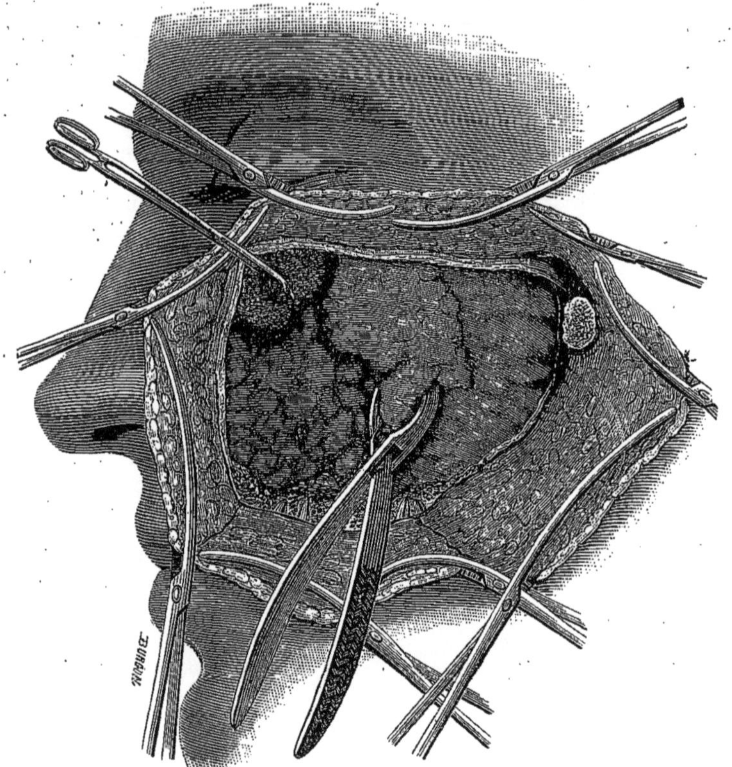

Fig. 43. — Disposition des pinces à hémostase préventive, pour l'ablation des tumeurs du sinus maxillaire.

malaire, voire même une partie de l'arcade zygomatique et l'orifice antérieur de la fosse nasale correspondante.

Comme on le voit, la première partie de l'opération où le pincement préventif joue un rôle si considérable, est la même, qu'il s'agisse d'une résection du maxillaire ou d'une tumeur des fosses nasales.

Veut-on enlever le maxillaire en totalité ou en partie, rien n'est plus simple si l'on veut se conformer aux règles du morcellement. La pince à emporte-pièce l'attaquant par sa face antérieure, en aura raison : elle permettra, en progressant toujours d'avant en arrière, d'enlever le tissu osseux morceau par morceau, dans toutes ses parties malades. Comme le chirurgien découvre lui-même lentement le champ opératoire, il voit immédiatement le moindre vaisseau qui saigne et peut le pincer sans difficulté.

S'il s'agit d'un polype naso-pharyngien à prolongements multiples, après avoir longuement découvert sa partie antérieure par le morcellement de la face antérieure du maxillaire et du malaire, on attaquera le polype lui-même, qu'on enlèvera par morcellement d'avant en arrière, en ayant soin de circonscrire entre des pinces les portions à enlever.

Autrement dit, on combinera l'hémostase préventive au morcellement. On évite de la sorte le traumatisme considérable que subit le malade lorsqu'on enlève le maxillaire par section, torsion et arrachement, et la perte de sang qui est toujours considérable.

Lorsqu'on a affaire à une tumeur développée dans le sinus maxillaire, quelle que soit du reste sa nature, l'incision n'est plus la même, et la disposition des pinces varie, elle peut être telle qu'on la voit dans la figure 42.

Quoi qu'il en soit, la tumeur mise à nu doit être enlevée par morcellement.

F. **Pincement préventivo-temporaire**. — Les pinces sont enlevées après la suture de 5 minutes à 2, 3 et même 4 heures.

Le pincement préventivo-temporaire n'est pas, à proprement parler, un mode de pincement spécial. Cette dénomination indique seulement que peu après l'opération les pinces à hémostase préventive ont été enlevées et la plaie fermée par une suture quelconque. Elle ne préjuge en rien le mode de pincement employé pendant le cours de l'opération. Aussi peut-on appliquer le pincement préventivo-temporaire après ablation d'une tumeur par pincement préventif d'emblée total direct ou indirect, par pincement préventif total progressif direct ou enfin par pincement préventif combiné (opérations II, III, V, VII, VIII, IX, XI, XIII, XV, XVI, XVII, etc.).

G. **Pincement préventivo-définitif.** — Les pinces sont laissées en place 12, 24, 48 et 72 heures suivant l'importance des vaisseaux.

Opération XXI. — *Hystérectomie vaginale totale.*

L'ablation par le vagin de l'utérus (hystérectomie vaginale)

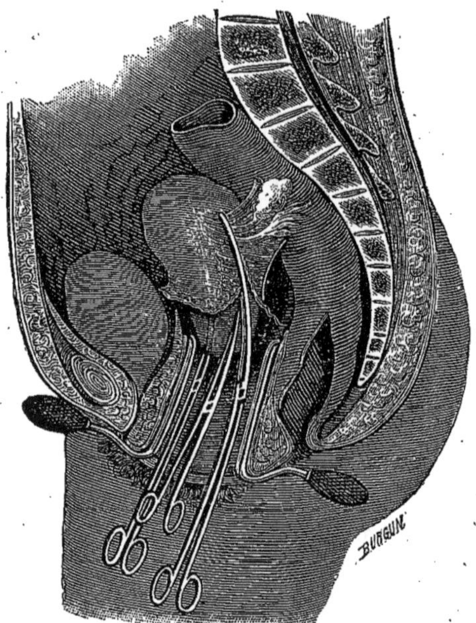

Fig. 44. — Disposition des pinces à hémostase préventive pour l'hystérectomie vaginale totale (Péan).

exige une hémostase préventive totale. La ligature en masse des ligaments larges est un procédé long et peu sûr. Au contraire, leur pincement bien fait met à l'abri de toute hémorrhagie.

L'application des pinces sur les ligaments larges se fait en un seul temps ou en plusieurs temps.

Dans le premier cas, le chirurgien, après avoir désinséré le col de ses attaches vaginales, décollé le péritoine des faces vésicale et rectale de l'utérus, et ouvert le cul-de-sac péritonéal, abaisse fortement la matrice.

A ce moment il va avec les doigts de la main gauche à la recherche du bord de l'utérus. Après l'avoir reconnu il introduit parallèlement à ce bord une longue et forte pince à mors longs et courbés sur le plat avec laquelle il peut saisir fortement le ligament large correspondant dans toute sa hauteur. Une seconde pince semblable étant placée sur l'autre ligament, il ne reste plus qu'à les sectionner en dedans des pinces pour libérer l'utérus. Ce procédé entre des mains habiles et exercées peut sans nul doute donner de bons résultats, mais le chirurgien quelle que soit son habileté opère dans ces cas à l'aveugle et il n'est pas impossible que les uretères, le rectum ou une anse de l'intestin grêle prolabé ne soient saisis entre les mors de la pince. D'autre part, l'application régulière des pinces sur le ligament large dans toute sa hauteur est irréalisable lorsque l'utérus a contracté avec les organes voisins des adhérences solides. Et c'est pour avoir employé d'une façon défectueuse les pinces à hémostase préventive que nombre de chirurgiens ont eu à enregistrer d'éclatants insuccès.

Comme on peut le voir d'après les figures que nous empruntons au traité du morcellement, M. Péan a employé ce procédé et nous a affirmé n'avoir jamais eu à déplorer ces accidents fâcheux et redoutables.

Pendant l'année que nous avons passée dans son service nous avons assisté à un certain nombre d'hystérectomies vaginales et nous pouvons dire que d'une façon générale même dans les cas le plus simples où il n'existe pas d'adhérences M. Péan préconise le pincement en plusieurs temps des ligaments larges.

« Lorsque le tissu utérin est ramolli par le processus inflammatoire, lorsqu'il est infiltré de pus ou lorsqu'une dégénérescence a altéré sa consistance, à plus forte raison quand il est le siège de tumeurs dont le volume atteint ou dépasse celui d'une tête de fœtus à terme, il est indispensable de le morceler pour en faire l'ablation. »

Voici comment procède le chirurgien de St-Louis :

Après avoir dégagé les faces antérieure et postérieure de l'utérus et abaissé cet organe « on saisit avec des pinces à mors longs et en les plaçant aussi haut que possible, les deux ligaments larges près de l'utérus. Pour extraire le col après cette hémostase préventive, on le maintient abaissé au moyen d'une pince à dents tenue de la main gauche pendant que la droite armée d'un bistouri droit incise les parties latérales du col de l'intérieur vers l'extérieur dans toute leur hauteur. On résèque ensuite les deux moitiés du col utérin au moyen de ciseaux courbes ou du bistouri. On incise ensuite le corps comme on a incisé le col, c'est-à-dire sur les parties latérales et de dedans en dehors. On a divisé ainsi le col utérin en deux moitiés antérieure et postérieure. On saisit les deux moitiés l'une après l'autre au moyen d'une forte pince à dents ; on abaisse d'abord la moitié antérieure dont on opère le morcellement, c'est-à-dire le fractionnement en même temps qu'on morcelle la tumeur s'il en existe une. On agit de même avec la moitié postérieure jusqu'à ce qu'on aperçoive le fond de l'utérus.

Dans certains cas on est forcé de commencer par la moitié postérieure. « Lorsqu'on aperçoit le fond il faut compléter l'hémostase des ligaments larges dont la partie inférieure est devenue accessible à la vue. On saisit alors ces ligaments avec de nouvelles pinces droites ou courbes de telle sorte que l'hémostase préventive des ligaments larges est faite en 2 ou 3 temps : 1° Pour l'excision des parties latérales de l'utérus ; 2° pour l'excision du fond.

L'opérateur n'ayant plus à craindre d'hémorrhagie excise le fond de l'utérus en continuant le morcellement.

Cette opération se termine rapidement sans aucune difficulté quels que soient la friabilité du tissu utérin, la solidité des adhérences et le volume des productions morbides contenues dans l'utérus. Si les ovaires et les trompes sont notablement altérés on en fait l'ablation ; on les attire en bas, on place une ou plusieurs pinces à larges mors au-dessous et en dehors de ces organes de

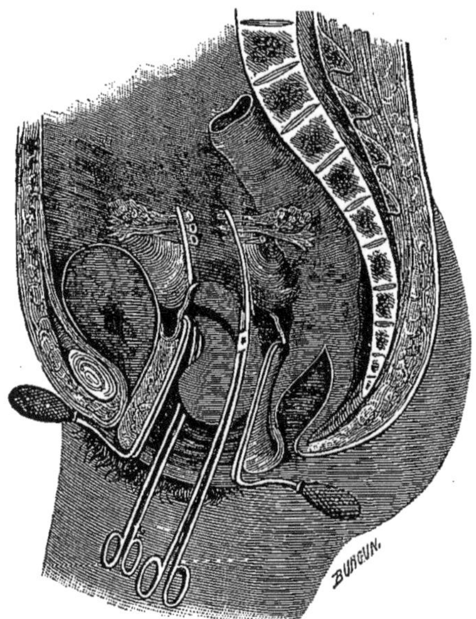

Fig. 45. — Hémostase préventivo-définitive après l'hystérectomie vaginale totale.

manière à saisir tous les vaisseaux qu'ils reçoivent et on résèque le long du bord interne de la pince Péan (1).

Pour les suppurations graves et étendues de l'utérus et de ses annexes, ce dernier procédé est absolument indispensable comme nous l'avons indiqué dans un travail que nous avons eu l'hon-

(1) *Compte rendu du Congrès de Berlin*, 1890. *Bull. médical*, p. 817.

neur de faire en collaboration avec M. Péan. Dans ce cas particulier l'hémostasie préventive ne peut être obtenue que par une série de pinces longuettes à mors longuets disposées sur les bords de l'utérus et des ligaments larges à la manière des tuiles d'un toit.

Après l'opération, les pinces doivent être laissées en place pendant 48 heures. On obtient de cette façon une hémostase définitive parfaite. Au bout de ce temps, elles peuvent être enlevées sans inconvénient à la condition qu'on les dégage après les avoir ouvertes avec lenteur et douceur (1).

Remarque. — Nous pourrions répéter à propos du pincement préventivo-définitif ce que nous avons dit pour le préventivo-temporaire. Comme l'indique le mot préventivo-définitif, les pinces qui ont servi à l'hémostase préventive sont laissées en place de façon à réaliser l'hémostase définitive. Dans l'un des deux exemples d'hystérectomie que nous avons donnés, le pincement préventivo-définitif a été précédé du pincement préventif d'emblée total direct, dans l'autre du pincement préventif progressif direct. On trouvera deux autres exemples de ce mode de pincement dans les opérations VI et XIII de notre thèse.

(1) Traitement des suppurations pelviennes qui ont pour point de départ l'utérus et ses annexes, trompes, ovaires. Communication à l'Académie de médecine, in *Bull. médic.*, p. 633.

CONCLUSIONS

I. — L'hémostase préventive a pour but d'empêcher par des procédés spéciaux le sang de s'écouler des tissus sur lesquels doit porter le bistouri.

II. — Les procédés d'hémostase pré-opératoire sont nombreux. Les uns complètement abandonnés de nos jours n'ont plus qu'un intérêt historique, tels que les compresseurs instrumentaux, l'acupressure, le refoulement et la compression des membres par bandes de flanelle ou de toile. D'autres sont encore actuellement employés, mais leur application se restreint de plus en plus, comme la ligature à distance des troncs vasculaires, l'hémostase par mouvements forcés des membres, la compression digitale; d'autres, originaux sans doute, n'ont guère été utilisés que par leurs inventeurs, tels les procédés de Richard Davy et Antonin Poncet ; d'autres enfin ne réalisent qu'une hémostasie préventive tout à fait spéciale : la pince de Desmarres, les pinces de Ricord et de Panas.

III. — Parmi les procédés les plus usités de nos jours, citons le refoulement du sang et la compression au moyen de la bande d'Esmarch, la ligature préventive des vaisseaux dans le foyer de l'opération, la ligature de la base des tumeurs avec des tubes de caoutchouc ou des liens métalliques (ligature de Cintrat).

IV. — Ces procédés peuvent être avantageusement employés dans *certains cas* comme nous l'avons montré dans notre travail et méritent par conséquent d'être *partiellement* conservés. Aux reproches particuliers qu'on peut leur adresser, se joint le reproche général d'être inapplicables dans nombre d'opérations et insuffisants dans beaucoup d'autres.

V. — Seule l'hémostase préventive par pincement des vaisseaux (méthode de Péan) est une *méthode générale* à laquelle on peut avoir recours quel que soit le siège des tumeurs (membres, tronc, cou, tête).

VI. — Le pincement préventif ne peut être fait convenablement que par l'application raisonnée des pinces à hémostase préventive que nous avons décrites et représentées dans ce travail.

VII. — Cette application est facile, rapide et inoffensive. La peau, les muscles, les nerfs, peuvent être pincés sans inconvénients à la condition que le pincement soit médiat et fait suivant certaines règles.

VIII. — L'application du pincement préventif ne trouve guère de contre-indication que lorsqu'il s'agit d'organes à texture extrêmement délicate. Pour l'intestin par exemple, M. Péan le déconseille absolument dans son traité du morcellement : « Si la tumeur à enlever occupe des organes à structure délicate comme l'intestin, la ligature élastique est préférable aux pinces à mors souples, même enveloppés de caoutchouc, pour faire l'hémostasie préventive ».

IX. — Le pincement préventif suivant les particularités qu'il présente est simple, composé ou combiné ; d'emblée total ou progressif ; préventivo-temporaire ou préventivo-définitif ; d'où la possibilité de créer comme nous l'avons fait un certain nombre de types principaux établis et justifiés par les nombreuses opérations que nous avons décrites.

X. — La méthode du *morcellement* (Péan) combinée au pincement préventif donne au point de vue de la pratique opératoire les meilleurs résultats.

BIBLIOGRAPHIE

Auguste Bérard. — Thèse de concours, 1841.

Audain (Léon). — Du pincement des vaisseaux. *Polytech. méd.*, 30 août 1889.

Paul Broca. — *Traité des tumeurs*, 1869.

A. Broca. — Article Thyroïde. *Dict. encyclop. des sc. méd.*, 1887.

Compression (article). — *Compendium de chirurgie*, 1851.

Chauvel. — Recherches expér. et clin. sur l'emploi de l'ischémie tempor. pendant les opérations. *Arch. gén. de méd.*, juin 1875 et les 2 mém. suiv.

Chambaud. — De la désarticulation scapulo-humérale. Thèse. Paris, 1870.

Chrétien. — De la thyroïdectomie. Thèse. Paris, 1888.

Czerny. — Die operative Gynæk. *Centralbl. für Gyn.*, 1879, p. 519.

Cripps (Harrisson). — Appareil nouv. pour ischémie opératoire. *The Lancet*, 11 octobre 1873.

De Lagorce. — Thèse. Paris, 1879.

Deny et **Exchaquet.** — De la forcipressure, 1875.

Demarquay. — Compression par la bande d'Esmarch. Communic. à l'Acad. de méd. et à la Société de chirurgie, dans *Bulletin gén. de thérap.*, 30 nov. 1873.

Desmarres. — *Traité des maladies des yeux*, t. I, édit. 1854.

Dionis. — Cours d'opérations, 1765.

Esmarch. — Commun. au 2e congr. des chir. allem. à Berlin, avril 1872.

Esmarch. — Ueber Künstliche Blutleere bei Operationen, 1873. Voir *Gaz. hebd.*, nos 2 et 7, janvier 1874.

Esmarch. — Chirurgie de guerre, 1877 (trad. Rouge de Lausanne, 1879).

Foucher. — Acupressure. *Bulletin de l'Acad. de méd.*, 1860, v. XXV, p. 1085.

Freund. — Klinische Beiträge zur Gyn., 1884, p. 36.

Giraldès. — Art. Acupressure. *Dict. de méd. et chir. pratiques.*

Jeannel (Maurice). — Art. Thyroïde. *Encycl. internat. de chirurgie.*

Kaltenbach. — Die operative Gyn., 1881, p. 441.

Kleeberg (d'Odessa). — *St-Petersburg med. Wochenschrift*, 24 sept. et 6 oct 1877.

Professeur **Lefort.** — Art. Carotides du *Dict. encycl. des sc. médicales.*

A. Martin. — Path. und Ther. der Frauenkr, 2e édit., 1887, p. 26.

Olshausen. — Deutsche Zeitschrift fur Chirurgie. Bd XVI, p. 171, et St-Petersburg med. Wochenschrift, 24 sept. et 6 oct. 1877.

Péan. — Du pincement des vaisseaux comme moyen d'hémostase. Paris, 1877.

Péan. — Leçons de clinique chirurgicale, tomes I à VII.

Péan. — Traité du morcellement.

Petit (H.). — Note pour servir à l'histoire de la phlébite consécutive à la compression de l'art. fémoral au pli de l'aine. *Gazette hebd. de méd. et de chirurgie*, 1870, p. 436.

Petit (L.-H.). — Article Hémostase du *Dict. encycl. des sciences méd.*, tome XIII.

Petit (J.-L.). — Œuvres complètes.

Pozzi. — Note sur la technique de la ligature élastique du pédicule. *Bull. de la Soc. de chir.*, 28 novembre 1883, et Congrès des chirurgiens français (compte rendu du), 1885, p. 537.

Pozzi. — *Traité de gynécologie*, 1891.

Raymond. — Thèse. Paris, 1870.

Reclus. — *Des mesures propres à ménager le sang pendant les opérations chirurgicales.*

Professeur **Richet.** — Discussion à la *Soc. de chirurgie*, 1863. De la ligature des carotides.

Professeur **Richet.** — Art. Carotides du *Dict. de méd. et chir. pratiques.*

Rochard. — Art. Serre-nœuds. *Dict. de méd et chir. pratiques.*

Sabatier. — Médecine opératoire. Étude critique des différents procédés de compression.

Schroeder. — Zeitsch. fur Geburtshülfe u. Frauenkr, VI, 289. Ligature préventive de l'artère utérine.

Secheyron. — Traité d'hystérectomie vaginale. Th. Paris, 1888.

Servien. — Article Compression. *Dict. encycl. des sc. médic.*, 362-701.

Simpson. — On acup. Mém. à la Soc. royale d'Edimbourg, déc. 1859.

Simpson. — On acup. *Edimburg med. Journ.*, janvier 1860, 645, p. 1.

Simpson. — On acupressure in amputations. *Med. Times and Gaz.*, fév. 1860, 137, et On the arrestment of surgical hem. by acup. *Dublin hosp. Gaz.*, 1860, 7.

Terrillon. — Des inconvénients de la méthode d'Esmarch. *Bull. génér. de thérap. méd. et chir.*, tome 86, p. 25 et suivantes.

Tillaux. — Traité de chirurgie clinique, 1886-1889.

Trentham (Henry Butlin). — Art. Tumeur. *Encyclop. internat. de chir.*

Velpeau. — Médecine opératoire.

Professeur **Verneuil.** — Journ. de physiol. de Brown-Sequard, 1858, p. 506, t. I. — De la forcipressure. *Bull. et mém. de la Soc. de chir.* Nouv. série, n° 1, t. I, 1875. Mémoires de chirurgie, 1878, t. II, amputations.

IMPRIMERIE LEMALE ET Cie, HAVRE

IMPRIMERIE LEMALE ET Cie, HAVRE

www.ingramcontent.com/pod-product-compliance
Ingram Content Group UK Ltd.
Pitfield, Milton Keynes, MK11 3LW, UK
UKHW020339230726
13925UKWH00003B/880